JN047065

医師 近藤 誠

がん・部位別 「余命宣告」をされても生き延びた！ 51人の証言

近藤誠がん研究所・セカンドオピニオン外来：編

講談社

はじめに

●証言者51人は取材時、全員存命。全員がん患者で、生前の近藤誠医師に相談

本書の解説は近藤誠著『「延命効果」「生活の質」で選ぶ。最新 がん・部位別治療事典』（講談社）をベースにした、がん患者51人の証言集です。解説の詳細は同著をご覧ください。

近藤誠医師は２０２２年８月13日、虚血性心不全で、突然この世を去りました。

本書の証言者は、生前の近藤医師に相談して、がん治療の方向性を決めた患者さんたちです。取材は２０２２年９月～23年８月に行い、全員が初診から最長32年、存命でした。

本書では、がんの発生部位別に、日本で一般的に行われている標準治療について解説したあと、近藤医師が適切と考える治療法や対処法と、「患者さんの証言」を紹介しています。

患者数が多い「がん種」を網羅するよう努め、これまであまり紹介してこなかった、「抗がん剤で治る可能性があるがん種」の血液がん、精巣（睾丸）腫瘍、小児がんなども取り上げました。

多くのがん種に共通の、手術や抗がん剤など各治療法の効果と問題点の解説は1章にまとめました。

○　○　○

僕、近藤誠は1973年に放射線科医になり、肺がん、子宮がん、食道がん、頭頸部（とうけいぶ）がん（頭～首にできるがん）、悪性リンパ腫、前立腺がんなど、あらゆるがん種の放射線治療をしてきました。

転機になったのは、1979～80年（31歳）の米国留学。夢の治療法として期待された「パイ中間子」（粒子線の一種）による治療実験に、米国医師資格を持っていたため、従事できました。患者たちの診察・治験の経過から、粒子線治療の限界に気づきました（P.59）。

帰国後は日本のがん治療全般の改革を目ざし、欧米のさまざまな治療法を、率先して導入しました。知らない人が見たら、僕が放射線治療医だとはとても思えなかったでしょう。

僕が日本に導入した治療法と、「がん放置療法」

●乳がんへの「乳房温存療法」などを日本に導入し、「がん放置療法」を確立

1980年、緩和ケアでの生活の質（QOL）を大切に考え、それまでタブーだった「モルヒネ」を使い始めました。全国的に絶対タブーだった「患者へのがん告知」も、日本で最初に実施。80年代後半にはこれも日本で最初に、例外なく全員に告知するようにしました。

そして血液がんの一種である「悪性リンパ腫」の強力な抗がん剤治療…現在の「標準治療」である「CHOP（チョップ）療法」を、1981年に、正式な形で日本に初導入したのも僕です。小児がんや精巣腫瘍など、抗がん剤で治るがん種も治療してきました。

きわめつきは、乳がんの「乳房温存療法」を日本に広めたことでしょう。1983年に、実姉に日本で初めて行いました、今、温存療法は「標準治療」になっています（P.19）。

僕が提案する「がん放置療法」は決して、「なんでもほっとけ療法」ではありません。「患者さんが最も安全に、ラクに長生きできる、がんへの対処法」を考え抜き、様子を見た方がいい場合は放置を、治療すべきときには治療を勧める、きめの細かい療法です。

もっとも、いわゆる「標準治療」と比べて「がん放置療法」では、手術や抗がん剤治療を勧める場面が少なくなります。それはある意味、必然です。今日の標準治療では「手術や抗がん剤治療を行うこと」が、目的化しているように感じられるからです。医師たちはまるで、「たとえ患者が命を縮めても、治療ができたら大成功」と思っているかのようです。

本書の解説の基本は、慶応大学病院時代からの数万人の治療経験と、最新の医療情報です。退職直前に開いた「近藤誠がん研究所・セカンドオピニオン外来」でも1万人以上の相談を受けて、がんの全領域に及ぶ不断の研鑽が義務づけられていると、責任を感じています。

治療法は「延命効果」「生活の質」をよく考えて選び、どうぞ大切な命を守ってください。

近藤誠

「標準治療」とDr.近藤の対処法＋患者の証言

本書について

本書では各がん別の症状や、現時点で広く行われている「標準治療」と、Dr.近藤の対処法を解説。さらに、実際に相談した患者さんの証言を加えました。

「死なない」ヒントを、Dr.近藤解説と証言からつかむ

●固形がんの「標準治療」と「Dr.近藤解説」が食い違う理由

「標準治療」は、医療現場の指針「診療ガイドライン」で推奨されている方法を示します。専門家たちが、「推奨度が高い」とランク付けした治療法を提示し、ガイドラインが刊行されていないがん種の場合は「広く実施されている治療法」を示します。

治療内容が進行度（ステージ）によって多少異なる場合は、進行度別に推奨される方法を示します。進行度は、ほとんどのがん種で1～4期まで。0期があるがん種もあります。

しかし「標準」は必ずしも「正しい」という意味を含みません。「Dr.近藤解説」では、僕

が適切だと思う対処法を解説します。見比べて、がん治療の問題点をつかんでください。

各論では、固形がんの「標準療法」と僕の意見が大きく異なることに驚かれるでしょう。その理由は①ガイドラインを作成する各がん分野の「上級医」は製薬会社との結びつきが強固で、「手術や抗がん剤が無効・有害」と示す論文を無視して作っている。その点、僕は論文データに公平・忠実に取り扱うので、結論に大差が生まれる。②がん治療医は自分が提案した治療を患者さんが拒むと「もう戻って来るな」と縁を切るのが普通です。結果、治療する患者しか知らない。一方、僕は「放置」患者も多数診てきた。などが考えられます。

本書は、まず1章＝総論で「手術でがんが暴れる」問題や薬物治療の無効性を頭に入れてから、2章の「**患者51人の証言**」に進んでください。

治療頻度の高いがん種で、治療のポイントを深く解説した箇所があります。「がんが暴れる」問題については、すい臓がん（P.278）や子宮体がん（P.318）、「固形がんの抗がん剤治療」は乳がん（P.292）や肺がん（P.190）、「免疫チェックポイント阻害剤」は肺がん（P.190）やメラノーマ（P.400）も参照されると、ほかのがん種に関心があるかたの参考にもなるはずです。

Contents

序章

医療現場の指針「診療ガイドライン」の裏事情を知る

「標準治療」にとらわれず安全に長生きできる治療を選ぶ

「延命効果」「生活の質」で治療を選ぶ

治療方針を決める権利

「延命効果があり」「生活の質（ＱＯＬ）を落とさずに」長生きできる道を選びましょう。医者の勧める標準治療に従う義務はないのです。

患者さんと共に確立した「がん放置療法」

●僕の話に納得して、患者さん自身が「乳房温存」や「がん放置」を選んだ

がん治療の専門家である僕が、なぜ「がん放置療法」を唱えるようになったのか。

１９８０年代、僕は日本で「乳房温存療法」がなかなか普及しないことに業を煮やして、月刊『文藝春秋』に論文を寄稿しました（１９８８年６月号）。タイトルは「乳ガンは切らずに治る。治癒率は同じなのに、勝手に乳房を切り取るのは、外科医の犯罪行為ではないか」。

この論文で「慶應大学病院の外科」の名も挙げて批判していたこともあり、僕は院内では村八分、医療界も敵に回しました。もちろん、すべて覚悟の上の決行だったので問題なし！

一方、この論文を読まれた乳がんの女性たちが、乳房温存療法を希望して僕の外来に殺到しました。日本の乳がん患者の約1％、年間2千人を診た年もあります。

当時、日本の女性たちは「乳がん」の診断がつくともれなく、乳房を全部切り取られていました。その時代に、僕の話を聞いて乳房を残すことを選んだ患者さんたち。その勇気あるパイオニア的行動によって、「乳房温存療法」は今、乳がんの標準治療になっています。

また、「無症状の固形がんは、治療しない方が長生きできる」という僕の話に納得して、がんを放置した、胃がん、肺がん、乳がん、前立腺がん、子宮がんその他の患者さんたち。みなさんの決断のおかげで、「がん放置療法」を確立することができました。

2012年、僕は第60回菊池寛賞を受賞しました。

授賞の理由は「乳房温存療法のパイオニアとして、抗がん剤の毒性、拡大手術の危険性など、がん治療における先駆的な意見を、一般人にもわかりやすく発表し、啓蒙を続けてきた功績に対して」。

この賞は僕ひとりの功績ではなく、患者さんたちにも贈られたものだと思います。

治療医の態度が「固形がん」と「血液がん」で異なる理由

●がんの9割「固形がん」の治療医たちの、暴言の背景

日本のがん治療の重大な欠陥は、固形がん（かたまりをつくるがん）の治療医たちの、患者さんへの暴言や脅しのひどさです。患者さんから聞いた「氷山の一角」を3つ挙げます。

①　聖路加国際病院：乳がんの患者さんが、乳房の全摘手術に拒否感を示すと、担当の女性外科医が「ザックリ切ればさっぱりするわよ」。女性の医師は、女性患者の気持ちをわかってくれると思ったら大間違い。患者さんの話を聞くと、逆に同性であるぶん遠慮がなくなり、言動は辛らつになりがちのようです。

②　慶應大学病院：腎臓と膀胱をつなぐ尿管のがん手術を断った患者さんに、別の内科医が「あんたいつ死ぬの？　どこで死ぬの？」。実際は、放置してもすぐ死ぬような状態ではなく、逆に手術するとがんが暴れだして数年以内に亡くなる可能性が50％程度ありました。多くの放置患者さんを診てきて言えるのは、がんは手術しない方が、暴れだしにくいのです。

③　東京大学病院：卵巣がんと子宮がんを抱える患者さんに女性外科医は、「がんが進行して手術できないから死ぬしかない。死に場所を考えて」。切除不能でも本人はとても元気で、僕から見ると、抗がん剤治療さえしなければ数年以内に亡くなる可能性はゼロでした。

同様のエピソードを、数限りなく耳にします。暴言の主は決まって、胃がん、肺がん、乳がんなどの、がん全体の9割を占める「固形がん」の治療医。

固形がんは「抗がん剤では治らない」「副作用がきつくて死ぬこともある」等の情報が知られ、手術も「放置した方がマシでは」と言う声が上がっている。医師たちはピリピリしているので、治療を拒まれたりすると我を忘れて激高するのではないかと、僕は見ています。

白血病や悪性リンパ腫などの「血液がん」の医師に余裕があるのは、血液がんは「抗がん剤で治る」可能性があるので、医者の提案に従う患者たちがほとんどだからでしょう。

ただし血液がんの分野でも、高齢者に無理な治療を勧める傾向が強まり（P.123）、多発性骨髄腫のように抗がん剤で治らないがん種では（P.128）、医師たちの治療方針が不合理になっています。

標準治療とガイドラインの実態

患者たちが不信・不満を抱き、担当医とトラブルが生じる主因は「標準治療」です。

●医療現場の指針「診療ガイドライン」の裏事情

標準治療とは、その時点で最も盛んに実施されている治療法。がんの部位や転移の有無等により、胃がん、肺がんなど部位別に診療ガイドラインが刊行されています。問題はその信頼性。標準治療には多くの問題点や欠陥がある。「臓器の全部や一部が摘出され、後遺症がすさまじい」「抗がん剤は〝毒薬〟指定を受けた猛毒で、副作用で死ぬこともある」など。

日本では比較試験で否定された手術法が、標準治療として行われ続けています（P.32〜37）。また、抗がん剤や「がん新薬」の開発分野では、ガイドラインを作成する「上級医」たちと製薬会社の金銭的な結びつきが非常に強い。その結果、信頼を欠く比較試験の結果が政府の新薬承認のデータとなり、ガイドラインの新薬勧告の根拠となる。ある意味ハチャメチャです。本書では「安全にラクに長生きできる治療法、対処法」を取り上げます。

1章

がんをよく知り、自分に合った治療法を見つける

余命宣告はあてにならない。転移しない「がん」もある！

治療を始める前に、がんを理解する

がん入門

医師に勧められるままの治療で、本当にいいのか？　がんの性質を知ることで、自分にとって最善で、延命にもつながる治療法・対処法が見えてきます。

がんを知らずに治療しない

「がん」は転移して人を死なせる「悪性腫瘍」。診断は細胞の見た目で決まる

長年がん治療を続けてきてつくづく思うのは、「患者さんたちが、がんや治療法のことをよく知らないまま、医師の言いなりで治療を受けている」ということです。結果、副作用や後遺症で後悔される悲劇が多すぎます。がんの基礎的なことがらを知っておきましょう。

がんは正常細胞に変異遺伝子が溜まって生じます。原因は遺伝、発がん物質（放射線、大気汚染物質、タバコなど）、最多は正常細胞が分裂する時の「遺伝子コピーの複写ミス」です。

がんは転移能力を持ち、最後は人を死に至らせる「悪性腫瘍」ですが、定義はありません。

診断は、細胞の「見た目」で確定します。がんを疑う組織を採り、病理医が顕微鏡で見て形がゆがんでいたら「がん」。しかしその中に、転移しない性質の細胞が数多くあります。「がんを放っておくと、どんどん大きくなる」というのは、実は思いこみです。

僕はさまざまな「無治療がん」の経過を数百人、おそらく世界一多く診てきました。結果は①増大する、②そのまま不変、③縮小する、④消える、のいずれかになります。

痛い、苦しいなどの症状がないのに健康診断やがん検診、人間ドック（以下「健診」）で見つかった「がん」は多くがそのままで、自然に縮小したり消えるケースもよくあります。

一方、自覚症状のある「進行がん」を放置すると、多くが1年に数㎜程度ずつ大きくなります。「急速に増大」「何年も増大しない」「転移が自然消失」などのケースもあります。

進行がんなのに増大しない「休眠がん」「休眠がん細胞」もある。理由は不明です。担当医に「全身検査で転移がなかった」と言われた場合の可能性は、①本当に転移がない。②微小な転移が増大しつつあり、いずれ検査で発見される。③微小な転移があるが、休眠中で増大してこない。3の場合、休眠がん細胞を目ざめさせないことが肝心です（P.35）。

「がんもどき」「本物のがん」は、転移能力で決まる

●本物のがんは、1ミリ以下の大きさで転移し始める

検査でがんを見つけられるのは、直径1㎝前後に育ったあと。最初のがん細胞が生まれてから約5～20年もたち、がん細胞は約10億個に増えています。転移する性質ならとっくに転移が起きているし、その段階で転移していなければ、転移能力がないと考えられます。

66の乳がんの研究では大部分が、1㎜以下で転移開始（癌の臨床1981;27:793）。別の実験的研究でも、がんがすぐ転移し始めることが確認されています（2016;540:552, 同588）。

それを受けて、世界で最も権威ある医学誌に「乳がん転移のタイミング～がん細胞は生まれたとたん転移し始める」という解説記事が載りました（N Engl J Med 2017; 376: 2486）。

しかし「がんを放っておくと転移する」と言い続けないと、がん検診や手術を受ける人が激減する。だから医師たちは〝放っておいても転移しないがん〟の存在を認めないのです。

〝放置しても転移しないがん〟は性質上「良性腫瘍」で、単なるおでき。なので、僕は「がんもどき」と名づけました。一方、発見された時に〝すでに転移がひそんでいるがん〟は性質が「悪性腫瘍」で、まさに「がん」なので、「本物のがん」と呼んでいます。

病理医の「がん」の確定診断は、細胞を顕微鏡で見た「外見・印象判断」になるので（P.25）、「本物のがん」と「がんもどき」を見分けられません。しかし、5年後にも患者さんが生存されている「がんもどき」の可能性がどの程度かは推測できます。

一般にステージ1までを「早期がん」と言います。基本、どの部位の固形がんも、進行度（ステージ）分類は1～4まで。乳がんや子宮頸（けい）がんなどでは「ステージ0」があります。早期がんの多くは健診で見つかり、自覚症状がないケースが多い。

一方、血痰などの症状から自分で気づく「進行がん」には増大スピードが速いものも多く、健診では発見されにくい。これは早期に転移を終えていて、治療を急いでも治りません。むしろ手術などの刺激で眠っていたがんが暴れだし、早死にしやすくなります。

がん患者の「自然死」と「治療死」

●がんでは死なない、現代のがん患者たち

がんの手術が始まったのは19世紀。治療法がない時代の患者たちは、がんの増大による「自然死」（自然な死に方）をとげていました。苦しむ要素が少なく、現代と対照的です。

たとえば体表の乳がんや皮膚がんは、周囲に重要臓器がないので増大だけでは死なない。乳がんが直径40㎝になっても元気だった患者さんを、僕は何人も知っています。命を奪うのは「他臓器転移」。肺や肝臓などに転移・増大すると、「臓器の機能不全」で死に至ります。

胃がんや食道がんは、がんが大きくなって食事の通り道を塞がれ、栄養不足でやせ衰えて亡くなります。「がん」と診断する方法がなかった時代は「老衰死」とされていました。

肺がんは、初発病巣だけでなく片方の肺や、肝臓、脳などに転移・増大したときに、肝臓がんは、がんが肝臓の8～9割程度を占めると、肝臓の機能不全で亡くなります。

一方、現代のがん患者は、「がん死」とされても、直接の死因はほぼ「がん以外」です。一例が手術の合併症による死。消化管のつなぎ目から食事が漏れて細菌感染し、肺炎や敗血症で亡くなるのが典型的です。

抗がん剤も、手術と同じかそれ以上に危険です。臓器に転移しているケースでは、抗がん剤が延々と繰り返され、副作用で命を落とすというのが典型パターン。白血球減少、貧血などの骨髄障害、間質性肺炎などの肺障害、心不全、腎不全などでよく急死します。抗がん剤の弟分「分子標的治療薬」や、オプジーボのような「免疫チェックポイント阻害剤」も急死リスクが非常に高い。肺がんでオプジーボを打つと、3ヵ月以内に2割が死に至ります。

最近、「腫瘍循環器外来」を開設する病院が増えてきました。抗がん剤による心不全などに特化した専門外来です。抗がん剤がいかに危険であるかがよくわかります。

そして「栄養失調死」。①手術の後遺症で食事量が減る、②抗がん剤の副作用で食欲や味覚が失せ、食事が摂れない、③患者さんが励む玄米菜食などの食事療法で激やせする、などにより栄養不足で衰弱し、肺炎などの感染症で亡くなるのが典型です。気をつけてください。

余命宣告はウソだらけ

●初めて会った担当医の余命宣告はでたらめ

がん患者さんはよく「放っておいたら余命半年」などと宣告されています。これはウソだらけ。まず「余命半年」と聞くと、6ヵ月目あたりでバタバタ亡くなる、と思うでしょう。

しかし「余命」とは患者さんたちの「半数」が亡くなるまでの期間。図1の生存曲線Aが典型で、治療開始6ヵ月目までに半数が亡くなり、その後半年ごとに半数になっていますね。

しかもこれは、「手術や抗がん剤治療を受けたとき」の生存曲線なんです。


たとえばすい臓がんの手術を受けた患者は「余命1年」なので、図の横軸の1目盛りを「1年」としてグラフを見ます。手術から5年後、生存率はゼロに近づきます。

一方、放置した場合の生存曲線はBです。生存率100%がどこまで続くかはがんの進行度や年齢、体力などで異なってきます。でも転移があっても（治療を受けなければ）すぐには

図1　医師が告げる「余命半年」の患者たちの生存期間

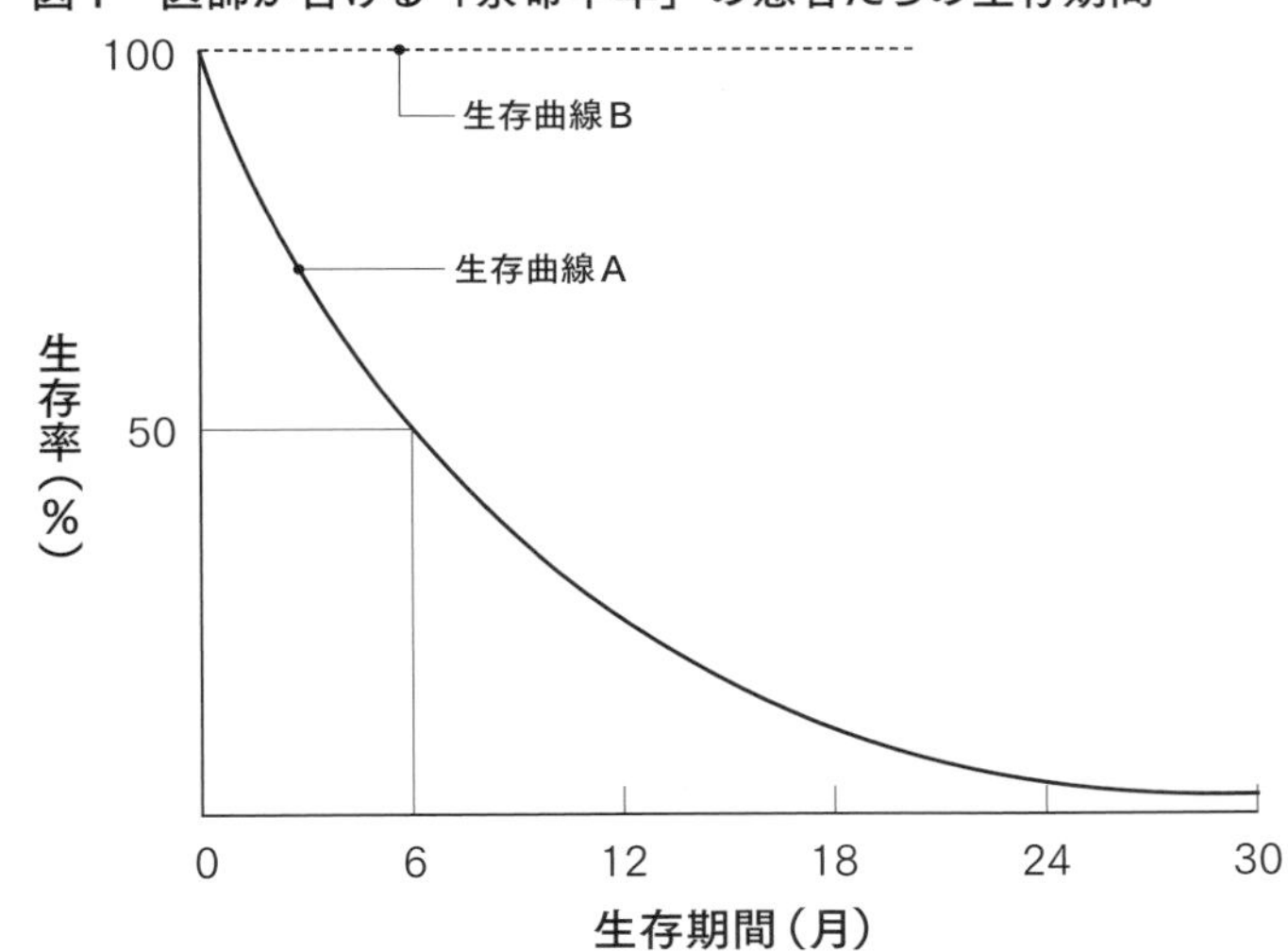

死にません。また、無症状の健診発見がんはほぼ「がんもどき」なので別の理由で死ななければ生存率100%がずっと延長される。

さらに、「本物のがん」の余命を知るには、それぞれの患者さんのがんの成長スピードが全く違うので、最低3ヵ月あけて、計測する必要があります。もし、初対面の担当医に「余命半年」などと言われたら、それは真っ赤なウソということになります。

そして一般の医者は「がん放置」患者さんの経過を診たことがありません。「治療しないと余命○○ヵ月」などと脅されたら、「放置ケースの余命データを見せてください」と言うと、医者は絶句しますよ。

「臓器摘出」「部分切除」の意義

手術のリスク

シコリが臓器を塞ぐなど、がんのために低下した生活の質（QOL）を回復させるための「緩和的手術」は有意義です。一方、「リンパ節の郭清（かくせい）」は無意味・有害です。

がん手術の問題点

●手術するより「無治療」の方が長生き

手術とはなにか。ラジオ波や内視鏡切除なども、手を使う施術なので「手術」と呼べます。ただ医者たちの言う「手術」は臓器の全部、あるいは一部を切り取る手技を指す習わしです。本書の解説で「手術」と記すときも、臓器の摘出や部分切除を指します。

「がん手術」の起源は、麻酔法と消毒法が確立した1800年代後半。胃がん手術は1881年、ウィーン大学のビルロート教授が成功させました。世界初の乳房全摘手術は日本の花岡青州が1804年に行いましたが、手技を広めなかったので世界ではほとんど無名です。

図2　乳がんの生存曲線 手術群

※ハルステッドと弟子たちによる43年間の手術成績

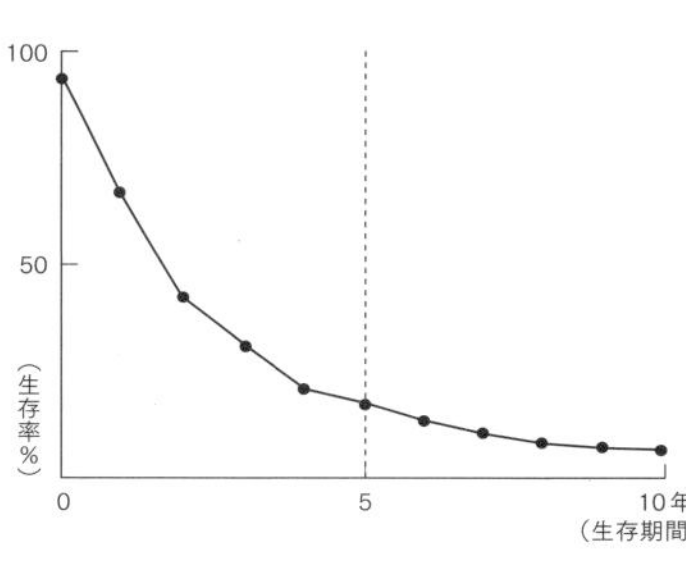

図3　乳がんの生存曲線 無治療群

※無治療ケース（臓器転移があって、緩和ケア病棟に入院していたケース）

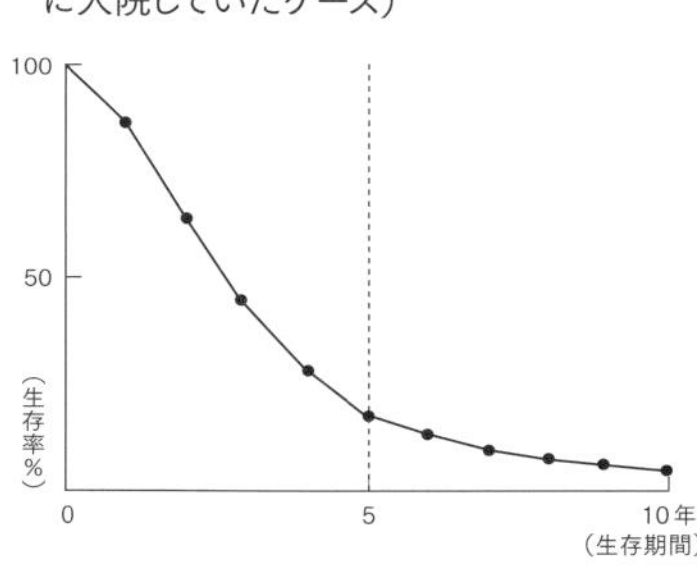

1882年から70年以上、全世界の外科の支持を集めて全乳がん患者の「標準治療」とされたのが、米国のハルステッド教授による「ハルステッド手術」。胸筋ごと乳房をえぐり取り、わきの下のリンパ節もごっそり切除する、苛酷な手術です。手術跡はアバラ骨が浮き、筋肉切除のため腕は上がりにくくなり、リンパ浮腫で腕が丸太のようにむくみました。

治療成績もよくなかった。左の図2がハルステッドの患者たち（Ann Surg 1932;95:336）、図3は治療法がない時代の乳がん患者の生存曲線（BMJ 1962;2:213）。全員が緩和ケア病棟の入院患者で、ハルステッド手術を受けた患者たちよりがんが進行していたはずなのに、平均的に寿命が長いのです。今も、どのがん種の切除手術も、延命効果は証明されていません。

手術の3大欠点「合併症」「がんが暴れる」「後遺症」

●生活の質を改善する「緩和的手術」は有意義

がんの切除手術は延命に役立ちませんが、生活の質を上げる「緩和的手術」は有意義です。たとえば胃がんのシコリ（腫瘤）が胃の出口をふさいだ時。消化管の閉塞はステント（拡張筒）で広げられますが、それが不可能な場合、胃袋に小腸をつないで、胃の内容物を小腸に流す「胃・小腸バイパス術」をすると、患者は食事が摂れるようになります。

「マヒ予防」にも手術は有効です。たとえば背骨（脊椎）に転移したがんが脊髄を圧迫してきたら、脊髄の一部を取り除く「減圧手術」で下半身マヒを防ぐ、などのケースです。

一方、胃切除術（胃がん）や乳房切除術（乳がん）など、世界中で実施される「根治的（完治を目ざす）手術」には①合併症、②がんが暴れる、③後遺症の3大欠点があって、延命効果は証明されていません。合併症も大出血、縫合不全による腹膜炎、敗血症など深刻です。

術後や抗がん剤治療中に起きる脳梗塞「トルソー症候群」も、近年、急増しています。手術や抗がん剤の影響で食事や水分を充分摂れず、脱水により血液が濃くなって、脳血管の中で固まるのが一因。「がん放置」患者さんの脳梗塞を、僕は見たことがありません。

がんが暴れる原因は、メスで血管が切れると血液中のがん細胞が流出し、傷口などで急激に増殖するから。後遺症も、痛み、不具合、機能を失う、癒着、免疫力低下…と多発します。

また「手術は大成功。がんを完全切除」したはずの著名人に、よく転移が見つかりますね。これは外科医の言う「完全切除」が「目に見えるがん病巣」のことで、全身にひそむ「休眠がん細胞」は切除不能だから。手術しない方が、眠っているがんを起こしにくいのです。

さらに「リンパ節郭清（かくせい）」は、20世紀後半に効果が疑われて乳がん、胃がん、肺がん、すい臓がん、大腸がん、卵巣がん等で比較試験が行われ、結果は揃って「リンパ節郭清（かくせい）で再発率（他臓器への転移率）は下がらない」。子宮体がんでは、再発・死亡が増えていました。リンパ節郭清（かくせい）の後遺症で血管肉腫が生じることもあるのに、日本の外科医たちは「標準術式」と言い張り、死者を増やしています。手術のその他の後遺症は、2章で部位別に解説します。

有名病院、ブランド病院ほど死にやすい

●病院ランキング本はあてにならない

各病院の手術件数を調べて載せた「病院ランキング本」のたぐいが、よく売れています。手術を受けるなら、腕のいい名人に執刀してほしい。それは患者の当然の願いです。

しかし手術の件数と腕前は必ずしも比例しないのです。一度、ランキング上位に掲載されると患者がワッと集まって、手術件数を押し上げるからです。その結果、「腕の悪い外科医がいる有名病院」というものができあがります。

また名人がいても、手術するのはたいてい若手です。有名病院には、修行中の若手医師も大勢集まります。彼らにメスを持たせて実地練習をさせないと、若手医師の世界で悪評が立ち、若手が集まらなくなる。それでは診療体制が崩壊する、というのが名人側の言い分です。

しかし若手に手術させたための失敗例、死亡例は数限りない。誰が執刀するかは手術の最重要事項、患者の最大の関心事。この点でも日本の医療界は、患者の人権を軽視しています。

なにより重要なのは、「勧められている手術が本当に必要なのか」という視点でしょう。

この点、東京のがん研有明病院は、日本最古のがん専門病院で、多くの診療科がランキング上位にきています。しかし、何十年も前からこの病院は、拡大手術の巣窟でした。胃がん、乳がん、子宮がんなどで、思いっきり広範囲の切除がなされてきたのです。その結果、がんが暴れだすケースが続出して死亡数が増加したのは、疑いないところです。

たとえば子宮体がんの手術では、がん研有明病院は今なおリンパ節の郭清をしています。2009年に英国の比較試験で「子宮と卵巣だけの切除に比べて、リンパ節郭清を加えると再発も死亡も増える」ことが明白になりました。それから10年以上たつというのに……。

ただ一方では、日本でもリンパ節郭清を取りやめる病院が出てきています。その意味では、がん研有明病院はむしろ「遅れている」と言えます。

ですから、患者さんもご家族も、もし病院を訪ねたら「どういう手術をしているか」を、真っ先に尋ねるべきです。そして後遺症や合併症のリスクをよく調べて、「その手術自体が、本当に必要なのか」を、ご自身で検討してください。

抗がん剤のリスク

がんには、抗がん剤（化学療法）で治る可能性があるがん種と、抗がん剤では治らず、延命効果もないがん種があります。ここでわかりやすく解説します。

抗がん剤で治るがん、治らないがん

●固形がんに対する抗がん剤はムダで有害

抗がん剤で治る可能性がある代表的ながん種は、急性白血病や悪性リンパ腫などの「血液がん」。可能性は進行度や年齢で異なり、骨髄腫のように治らない血液がんもあります。

胃がん、肺がん、大腸がん、乳がん、前立腺がんなどの固形がん（かたまりをつくるがん）は「本物」なら抗がん剤では治らず、延命効果もありません。例外は小児がん、精巣（睾丸）腫瘍、子宮の絨毛がんで、抗がん剤で治る可能性が高くなります。

本書で単に「固形がん」と言う場合、これら治る可能性があるがん種は含めずにおきます。

僕はかつて、乳がんに強力な抗がん剤治療を実施し、今は「乳がんを含めて、固形がんに対する抗がん剤（化学療法）は無効・有害」と公言しています。その間なにがあったのか。「現に多くの人たちが化学療法を受けている。無効・有害なものを医師が患者に使うわけないでしょ」と思うかたも多いと思うので、僕と抗がん剤の関わりを交えて解説します。

まずジャーナリスト・立花隆さんの体験談から。がん関係のシンポジウムに招かれた時に、大学病院やがんセンターなどの有名臨床医たちの、控え室での雑談に驚いたそうです。

みんな抗がん剤の具体名を次から次に挙げて、「それがどれほど効かないか」を、競って話し始めた。大御所の先生が話をまとめるように「結局、抗がん剤で治るがんなんて、実際にはありゃせんのですよ」と言うと、みな、その通りという表情でうなずいたと。

立花さんが「えー、それじゃ『患者よ、がんと闘うな』で近藤誠さんがいっていたことは正しかったんですか」と言うと、大御所の先生が「そうですよ。そんなこととみんな知っていますよ」。異論は出なかったので、立花さんは「近藤理論は基本的に正しい」と認識を改めたと記されています。（拙著『がん 生と死の謎に挑む』文藝春秋２０１０年刊より要約）。

「抗がん剤が有効」＝「治る」ではない

●「がんが消えた」のにリバウンドする理由

世界初の抗がん剤は、第一次世界大戦で多数を殺傷した毒ガス、「マスタードガス」から合成された「ナイトロジェンマスタード」。１９４２年、米国の患者に使われ、悪性リンパ腫が顕著に縮小しました。そこで血液がんを中心に、さまざまな抗がん剤が開発されました。

ただ、一種類の抗がん剤では骨髄、心臓、肺、腎臓などの副作用が強く出て、患者が死ぬか投与中止に終わる。そこで抗がん剤を複数、同時に使う「多剤併用療法」が生まれました。たとえば、抗がん剤Ａは白血球減少などの「骨髄抑制」に、Ｂは心不全などの「心臓毒性」が強くでる場合。ＡＢの量を調整して同時に投与すれば、副作用の出方は弱くなり、がんを殺す効果は高まるという発想。悪性リンパ腫の現在の標準治療「ＣＨＯＰ（チョップ）療法」や「Ｒ－ＣＨＯＰ（アールチョップ）療法」も、これにのっとった多剤併用です。

僕が1973年に研修医になって配属された放射線科病棟は、いわば「院内ホスピス」。術後に再発した患者たちが、外科や婦人科などから紹介されてきました。でも、放射線で骨転移などの痛みを取ることはできても、遠隔転移のあるがんを治すことはできません。弱った患者たちは抗がん剤を打たれると、苦しんで間もなく逝きました。僕は「抗がん剤は死期を早める」と悟り、3年後に主治医になると、固形がんには抗がん剤を使わなかった。

しかし、1983年に「乳房温存療法」を日本に導入した際、海外の論文を読み込み「乳がんだけは、固形がんでも抗がん剤による延命効果がある」と感じました。そこで温存手術後の「補助療法」、転移が生じた場合はメインの療法として、乳がんの抗がん剤治療を開始。選んだのはその時点で最良と思われた、3種類の抗がん剤の「多剤併用療法」でした。

乳がんは固形がん種のなかで最も抗がん剤が効き、「がん腫瘤（シコリ）」が縮小しやすい。乳がんを知ることが固形がん全体の参考になるので、ここでは乳がんで説明していきます。

抗がん剤を用いた結果は、転移病巣が消えてもすぐ再増大の繰り返し。「抗がん剤が有効」の意味は「がん病巣が小さくなることがある」で、「治る」という意味は含まないのです。

抗がん剤でむしろ命が縮む

●乳がん「無治療」患者の方が、生存期間が長い傾向

乳がんの抗がん剤治療を続けると、副作用で早死にするケースにも出合い、僕は延命効果を疑い始めました。1996年の夏、英文の著名な医学雑誌に「化学療法に延命効果がある」と思わせる、転移性乳がん患者の生存成績が掲載されました。

ところが生存曲線を書いてみたら、P.33図3の乳がん「無治療」患者の生存期間の方が、長い傾向があったのです。この患者たちは死後解剖で全員、臓器転移が確認されていました。

僕のなかで、固形がんに対する抗がん剤の延命効果は、あっけなく崩れ落ちました。

「抗がん剤乗り換え治療」はさらに成績が劣ります。単剤もしくは多剤併用の抗がん剤治療で、がんが縮小しないか増大した時、別の抗がん剤に変えるのが「乗り換え治療」。1980年代から新しい抗がん剤が次々に開発され、最近は乗り換え続けて10種のレジメン（抗がん剤の組み合わせ）を用いることもできる。しかし、患者の生存期間は最も短くなっています。

また21世紀になって「分子標的薬」「免疫療法剤」など多数の新薬が承認されていますが、信頼できる比較試験を見ると、抗がん剤の生存期間と大差ないのです。「生存率が改善した」という比較試験は例外なく、患者が治療を受けたあとの生死の「追跡調査」が不十分です。

僕は以前、慶應大学病院で治療を受けた、多様ながん種の患者たち各数百人の追跡調査をしました。自宅に電話をかけたりして追跡するほど生存率は落ちました。舌がん2期では、外来・入院カルテから計算した「5年生存率」は67％。追跡調査終了後は48％（癌の臨床1986;32:501）。カルテには、自宅や他施設で亡くなられた事実は記されないからです。

今日、がん患者は治療をやり尽くすと「緩和ケアに切り替えましょう」と、病院を追い出されます。その時点では生きているので、追跡しないとカルテ上の生存率は高止まりします。

化学療法を勧める医師たちの「最近は副作用のない、よい抗がん剤があります」にもご用心。ピアニストの中村紘子さんは、大腸がん4期で化学療法を始めましたが、副作用に苦しみ中断。がん研有明病院に移って化学療法を再開し、副作用が皆無とのことでしたが急逝されました。抗がん剤の副作用でしょう（拙著『眠っているがんを起こしてはいけない』で解説）。

抗がん剤治療のワナ

「副作用止め」で毒性は抑えられず、死期が早まる

抗がん剤は正式に「毒薬」に指定され、抗がん剤治療の英語名は「細胞毒性化学療法」。使い続ければやがて、いずれかの臓器が機能不全におちいり、確実に死に至ります。

患者さんが訴える主な副作用は、吐き気やダルさなど。これは「吐き気止め」などの薬で防止できますが、抗がん剤は従来と同じです。実は抗がん剤で一番こわい副作用は、正常細胞へのダメージ。抗がん剤を打つたび、飲むたびに骨髄、腎臓、心臓、肺など重要臓器の細胞がダメージを受けたり、死滅します。細胞が弱るので、次の抗がん剤で死にやすい。

「副作用止め」を使うと辛い症状がでないので、患者さんはダラダラと化学療法を続けやすい。すると毒性が各臓器に蓄積していき、本人の死期が早まります。身を守るには「毒性のない抗がん剤は存在し得ない。副作用止めでは毒性を防止できない」と肝に銘じてください。「副作用のない抗がん剤」と言い募る医師たちは、大ウソつきです。

がん手術のあと、もしくは前に抗がん剤治療をすることを「補助化学療法」と言います。胃がん、肺がん、大腸がんなど、ほぼすべての「がん種」で実施されていますが、無効です。

1970年代に米国で、乳がん術後患者たちの比較試験が行なわれ、補助化学療法をしたグループの成績がよく見えました。しかし2016年、決定的な比較試験が登場しました。フランスなど欧州諸国の112のがん治療病院で、乳がんの1期〜2期の6693人を集め、「手術だけ」「手術＋抗がん剤」の二班に分けたら、8年後までの臓器転移の出現率も生存率も変わらなかったのです。（「近藤誠がん研究所HP重要医療レポート01」）

「補助化学療法は成績を改善する」と信じていた乳がん治療医たちにとって、驚天動地の事態でした。しかし世界中の病院で、今も乳がん補助化学療法が行われています。がん治療医たちは、治療法が無意味・有害と確定しても止めない。がん治療はビジネスですから。

医師は緩和ケア病棟の患者にまで「脳梗塞の予防のために」などと言って抗がん剤治療を勧めます。弱った体に抗がん剤治療をするから脳梗塞になるのです。くれぐれも気をつけて。

がん新薬の実力

「分子標的薬」のうたい文句は「抗がん剤に代わる夢の新薬」。実状を正しく知り、ご自身や家族のがん種に、本当に延命効果があるのかを検討しましょう。

「夢の新薬」分子標的薬の限界

●抗がん剤と同じく、延命効果は「血液がん」限定

「分子標的薬」は1990年代から盛んに開発され、世界各国で多様ながん種に対して多くの分子標的薬が承認されています。がん種によっては「最初の治療薬」になっているほど。

抗がん剤が正常細胞までをも攻撃するのに対し「分子標的薬」は、がん細胞の「特定の分子（たんぱく質）」だけを攻撃する目的で開発されました。しかし、がん細胞は正常細胞から分かれているので、がん組織に存在する「特定の分子」は、正常組織にも存在する。結果、「分子標的薬」が投与されると、正常組織もやられて、激しい副作用症状が伴います。

分子標的薬と銘打っていても、残念ながら「ピンポイント爆撃」のようなことは不可能で、正常細胞もろとも「無差別攻撃」する抗がん剤と、大きな違いはありません。

有効な分子標的薬もあります。血液がんの一種「慢性骨髄性白血病」に対する分子標的薬「イマチニブ」。あまりによく効くので、米国でも日本でも比較試験の結果を待たずに承認され、抗がん剤にとって代わり、「イマチニブ単剤投与」が標準治療になりました。

なぜ、血液がんのイマチニブは成功したか？　標的の「新顔タンパク質」が白血病細胞内にしか存在せず、動きをほぼ封じて、白血病細胞の数を激減させることができたからです。

ただ、白血病細胞の中にしかない「新顔タンパク質」を狙うとはいえ、前述の通り、正常細胞の諸分子の働きを少なからず阻害することもあり、副作用が結構きついので「劇薬」に分類されています。それでもイマチニブは、明白な延命効果のある優秀な薬と言えます。

次に、固形がんに対する「分子標的薬」の典型例として、大腸がん、肺がん、卵巣がん、子宮頸がん、乳がん、悪性神経膠腫（こうしゅ）（悪性の脳腫瘍）への投与が承認されている〝ベバシズマブ〟、商品名「アバスチン」について見ていきましょう。

固形がんに対する分子標的薬

●売上高トップの「アバスチン」で、生存期間は伸びない

２０１８年の「アバスチン」の売上高は、国内だけで１１３８億円。全医薬品のなかで、断然トップです（ＩＱＶＩＡ調べ）。このアバスチンが攻撃する分子も、〝固形がん組織〟にある「タンパク質」ですが、これは〝正常組織〟にも多数存在します。

結果、アバスチンの投与によりショック、消化管穿孔（穴が開いて、直腸と膣や、食道と気管がつながる等）、消化管出血、脳出血、高血圧性脳症、脳梗塞（脳の血管が詰まる）、心筋梗塞、肺梗塞、骨髄抑制（白血球、赤血球などの減少）、感染症、うっ血性心不全、間質性肺炎……激烈な副作用が引き起こされます。

がんと共に正常細胞も激しく攻撃されるためで、急死することも多い。完全寛解（症状や検査異常が消える）ケースがまれに報告されますが、必ず再増大して生存期間は伸びません。

図４　臓器転移がある大腸がんの比較試験結果

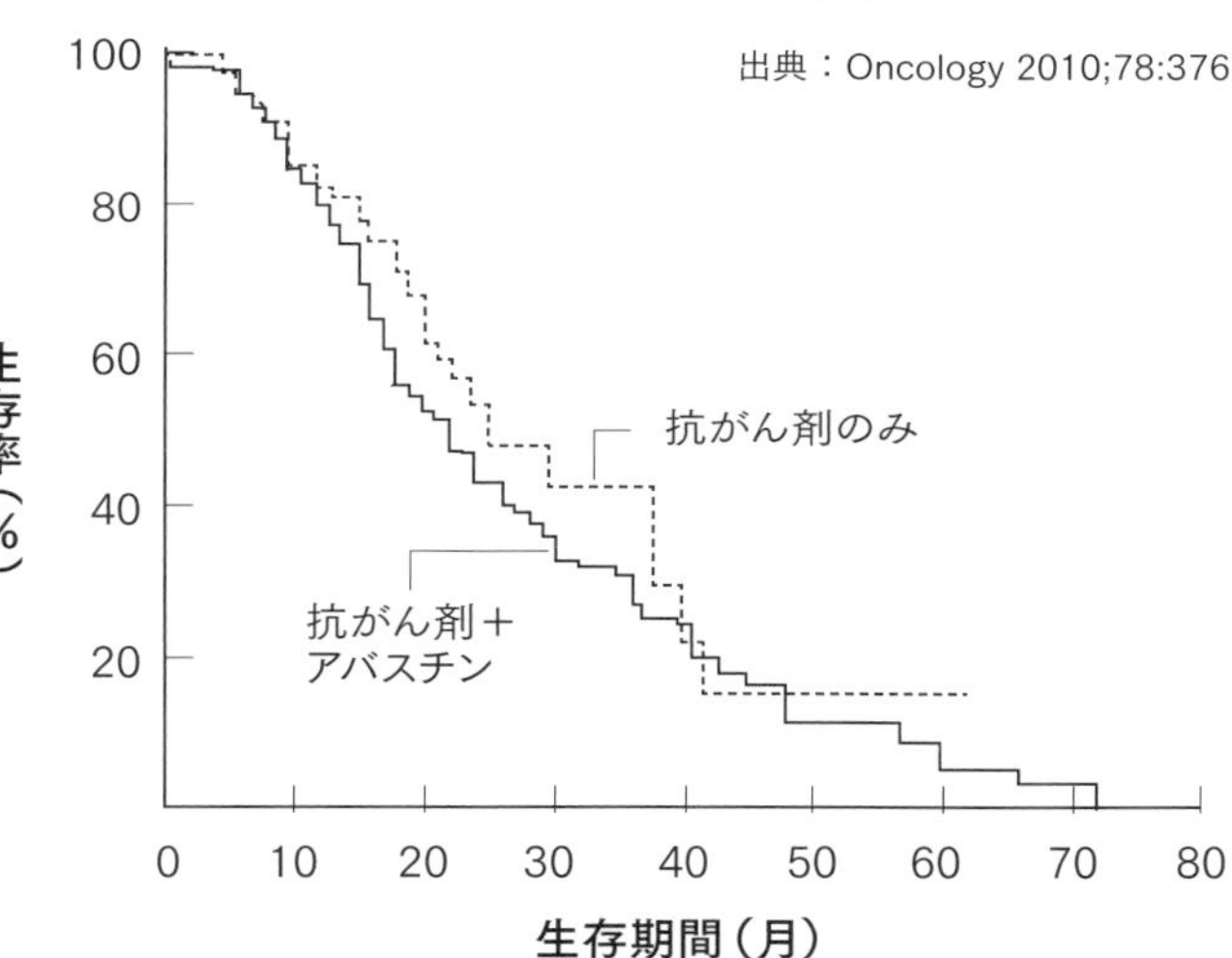

延命効果がないのに（図4）、「アバスチン」が承認された理由を検証します。

がん新薬の承認にむけて、製薬会社は「比較試験」を行い、「有効」の試験結果が得られると各国の行政機関に、新薬としての承認を求めます。日本なら厚労省、米国ならFDA（アメリカ食品医薬品局）です。

ただし厚労省の役人が直接「諾否」を決めるのではなく、厚労省の傘下にある、大学教授など医学・薬学の専門家たちからなる「審議会」が審査する、というのが建前です。

審議会委員の人選は厚労省が行うので、役人のお眼鏡にかなった専門家が委員に選ばれ、役人の筋書き通りにことが運びます。

「新薬」拒否への心得

●「抗がん剤＋新薬」を使わせられ、副作用も金銭的負担も倍増

〈審議会で審査される「比較試験のデータ」ができるまで〉

・まず製薬会社が、がん新薬の比較試験を計画する。

・大学教授などの「上級医」に声をかけ、「実行委員会」を組織。委員に選ぶ医師は製薬会社から研究費や講演料をもらっている、顧問になっているなど金銭的な結びつき重視。

↓

・比較試験のプランが決まると実施。比較試験の実施担当医師は、できる限り多くの臨床医に依頼する。各自の患者たちに被験者となるよう勧めてもらうため。

・被験者ひとりにつき数十万円～数百万円の報酬が、「研究費」「診療費」名目で渡される。

・医師が集めた被験者数は「実力」とみなされ、数が多いほど「論文の著者」に名を連ねるチャンスが増す。がん新薬の比較試験論文は、欧米の最高ランクの医学雑誌「ニューイン

グランド・ジャーナル・オブ・メディスン」や「ランセット」などに掲載される。

・医学雑誌には、「1本の論文につき何ポイント付与」のランクがある。並レベルは数ポイント。最高ランクは数十ポイント。各医師は獲得ポイント数が多いほど出世に有利。次の比較試験にもぜひ声をかけてほしいから、製薬会社や実行委員会には逆らわない。

・製薬会社は医師たちと「秘密保持契約」を結ぶので、インチキは外部にもれない。

アバスチンの比較試験では延命効果が認められなかったのに、厚労省は転移性乳がんに対してアバスチンを承認しました。〝がんが増大せず、かつ、患者本人が生きている割合〟「無増悪生存率」が改善した。抗がん剤との併用を条件に承認する、と。しかし米国の比較試験では、この「無増悪生存率の改善」も否定されているのです。

患者は抗がん剤にアバスチンを上乗せされ、副作用も金銭的負担も倍増。厚労省の役人にとっては、天下り先の製薬業界の繁栄などが最優先。国民の健康や命は二の次です。

自分の免疫細胞が、自分を集中攻撃する

がん免疫療法

京大名誉教授・本所佑氏がノーベル医学・生理学賞を受賞するきっかけになった「オプジーボ」。これを例に、がん免疫療法の知識を深めましょう。

オプジーボと自己免疫疾患

●体の防御装置をはずす「免疫チェックポイント阻害剤」

人間の体には、細菌などの「外敵」を攻撃・排除する目的の「免疫システム」が備わっています。自分の臓器や組織（自己）に変異遺伝子が生じ、（それを設計図とする）「新顔タンパク質」が発生したときも、免疫システムは、「非自己＝外敵」とみなして、攻撃します。

しかし、変異遺伝子と「新顔タンパク質」は多少なりとも全細胞に存在するので、免疫細胞は正常細胞も攻撃する。それを防御するのが「免疫チェックポイント」の目的です。一方、がん細胞にも「免疫チェックポイント」があり、免疫の攻撃を防御することがあります。

「オプジーボ」はこの防御装置をはずす「免疫チェックポイント阻害剤」。「キイトルーダ」「ヤーボイ」「テセントリク」なども同じで、オプジーボについての説明が当てはまります。「免疫チェックポイント阻害剤」を投薬された体の正常細胞は、リンパ球など免疫細胞による、（新型タンパク質に対する）集中攻撃に見舞われます。

結果、大腸の炎症、肺炎、肝機能障害、脳神経系の障害、心臓の炎症、筋肉の炎症、血液をつくる骨髄の障害、ホルモンをつくる副腎などの障害、腎臓の障害、重症の糖尿病など重大な副作用により、多数の患者さんが亡くなっています（JAMA Oncol 2018;4:1721）。

健康人にそういう症状が自然発生的に起きると「自己免疫疾患」と呼ばれます。免疫チェックポイント阻害剤は、わざわざ自己免疫疾患を引き起こす薬物とも言えます。

オプジーボの副作用は、突然生じます。通常2週おきに投与しますが、1回目の点滴で発症することもあれば、半年後や、予定の治療が終了したあと発症することもあります。

免疫細胞による臓器や組織の破壊はしばしば徹底的で、人を死なせます。免疫システムは、細菌やウイルスなどの「外敵」を抹殺しようとする。その性質が正常細胞に向かうためです。

がんに対する有効率

●比較試験の虚偽。延命効果はなかった

「オプジーボ」の固形がんに対する効果を表わす「有効率」は、従来の「抗がん剤」と同等の1〜3割程度にすぎません。それに、有効と言っても「治った」とか「延命した」という意味ではなく、「がんの直径が3割以上縮んだ（がん細胞数が1／3未満になった）」という意味なのです。有効ケースでも、がん細胞の大部分は生き残り、がん病巣は再増大します。

がん細胞がオプジーボで全滅しない理由のひとつは、免疫チェックポイントが複数あるから。ひとつを阻害しても、ほかのチェックポイントが、がん細胞を守ることが多いのです。

がん細胞は、原理的には1個でも生き残れば再増殖し、病巣が再増大してきます。これに対し臓器や組織では、それを構成する細胞が三分の一になったら、多くのケースで患者さんが死ぬでしょう。これがオプジーボではがんが治らず、副作用で死ぬ、根本原因です。

延命効果がない「オプジーボ」は、なぜ各国政府によって承認されたのか。抗がん剤との比較試験で「延命効果」が認められた、というのが理由なのですが、本当に優れているがん新薬は「イマチニブ」（P.47）のように、比較試験なしでも承認されます。

オプジーボはまず、臓器転移がある「メラノーマ（悪性黒色腫）」に対して承認されました。比較試験の結果、抗がん剤の生存期間のグラフよりはっきり良好だったのです。でも、別の医師グループが同じく、臓器転移があるメラノーマを対象として、似たような比較試験を行ったところ、オプジーボと抗がん剤のグラフはほぼピッタリ重なっていたのです。

試験データの「改悪」はあり得ないので、承認の根拠となった試験にデータ操作があったことになります。案の定、亡くなっているはずの患者の追跡調査を怠った形跡がありました。

この重大な矛盾を知りながら、ノーベル賞選考委員会は本所佑名誉教授の授賞を決め、各国政府も承認を取り消しません。また医師たちも何食わぬ顔でオプジーボを使い続け、製薬会社は濡れ手で粟の利益を上げています。（近藤誠がん研究所HP重要医療レポート02）

医薬の世界では、患者たちを犠牲にして、壮大な出来レースが行われているわけです。

放射線治療

成績は手術と同じで、臓器を残せる「放射線治療」。成績・合併症・後遺症などをよく知れば、担当医ときちんと相談できます。ご説明します。

成績は手術と互角、臓器は残せる

●「手術医」が相談担当になり、手術に誘導する

放射線治療は成績が手術と変わらず、臓器を残せるので、欧米では積極的に取り入れられています。しかし日本は歴史的に手術絶対主義で、院内のパワーバランス上、放射線治療科の立場は弱い。相談相手になるのも一般に、外科医や婦人科医などの「手術医」です。仮に最初に内科を訪ねても、手術ができそうなら、手術をする診療科に紹介されますから。

手術医は臓器の全摘や部分摘出に誘導しようとし、放射線治療については欠点の羅列になりやすい。患者さんは担当医に「放射線治療科に紹介してください」と言う必要があります。

データもよく調べてください。ある食道がん3期の患者さんは、大学病院の外科医から「放射線治療の5年生存率は25%。手術なら50%」と言われていました。食道がん3期の手術後の生存率は、放射線治療と同じ25%かそれ以下なのに（生存期間のグラフは、18代目・中村勘三郎さんの手術経緯と共に、拙著『がん治療で殺されない七つの秘訣』文春新書に載せています）。外科医は、手術の方がはるかに成績がいいとウソをついたのです。下咽頭がん4期の患者さんは別の大学病院で、手術の5年生存率を、実際の3～4倍も高く伝えられていました。

放射線治療医の説明は一般的に、手術医にくらべると、ずっと正直です（例外は後述）。正直が生む悲劇もあります。外科医に無理を言って放射線治療科を紹介してもらった食道がんの患者さんは、放射線治療の合併症や後遺症の「詳細な説明」に仰天。外科医からは、手術のリスクの説明がほとんどなかったので「放射線治療より安全そう」だと思いこみ、手術を受けて、術後すぐに合併症のために亡くなった、という話を聞きました。

本書では、放射線治療の欠点についてもしっかり解説します。がん治療を受けるにしても受けないにしても、よく理解した上で決心してほしいからです。

エックス線、粒子線の治療効果

●ピンポイント照射で、がんを「狙い撃ち」する

放射線治療は体にメスを入れず、放射線を照射してがん細胞を死滅させる治療法です。基本は体の外からの「外部照射」。電気じかけの照射装置「リニアック」から、「超高圧のエックス線」を人体に照射します。その際、がん病巣への「線量＝単位・グレイ（Gy）」はなるべく多く、周囲の正常組織への線量はなるべく少なくなるよう照射方法を工夫します。

工夫の極致は「高精度放射線治療」。ピンポイント照射（定位放射線治療）と、照射の角度や線量をコンピュータで計算し、コンピュータ制御によって照射する「強度変調放射線治療」（ＩＭＲＴ）があります。機器の性能などの関係で、実施していない施設もあります。

リニアックを使った外部照射では原則、1回の治療あたり「2グレイ」の線量を、週5回＝1週間で「10グレイ」かけます。5週間続けると、総線量は「50グレイ」になる。総線量は、がんの再発率の高低と、合併症や後遺症のリスクの兼ね合いを考えて決めます。

外部照射の方法には、「陽子線」や「重粒子線」を使う「粒子線治療」もあります。能書きは「がん病巣に集中して放射線を照射できる」。しかし、ピンポイント照射やＩＭＲＴが普及した今日では、粒子線治療の存続意義は、ほぼ消滅しました。

ことに重粒子線は細胞の破壊力が強く、正常組織に将来どんな副作用がでるかわかりません。重粒子線治療の延命効果は証明されていないので原則、受けないほうがいい。特に前立腺がんには、大変危険です。（副作用の実態は『これでもがん治療を続けますか』文春新書、に解説）

現在、放射線治療の世界で標準的とみなされている方法は、すべて健康保険が適用され、比較的安価です。たとえば乳がんの乳房温存療法での術後の照射は、全25回で総額75万円ほど。患者の自己負担率は3割なので、20万円余。高精度放射線治療のピンポイント照射は総額70万円前後。ＩＭＲＴは35回の照射で総額１３０万円程度。自己負担は38万円です。（以上は「高額療養費制度」も適用されるので、実際にはもっと安くなります）。

注意すべきは、ピンポイント照射やＩＭＲＴに「唯一の四次元照射」等の口実をつけて数百万円もの自費を払わせる、詐欺的な放射線療法。それらは健康保険の範囲内で治療できます。

合併症、後遺症、放射線発がん

●重大な副作用を避ける工夫

■外部照射中に起こり得る、死亡に直結し得るリスク

・**胸部照射**…「放射線性肺炎」（間質性肺炎）や、心臓を包む袋に水が溜まる「心のう炎」。

・**腹部照射**…消化管の穿孔（せんこう）（穴があくこと）や出血が生じると、生命の危険がある。

・**肝臓照射**…肝臓全体に放射線がかかると、急性肝不全が生じて亡くなることがある。

■重大な合併症や後遺症など生活の質（QOL）が著しく低下するリスク

・**脳の「全脳照射」**…「ボケ」（いわゆる「認知症」）が出やすい。

・**背骨への照射**…脊髄が壊死して生じる「四肢マヒ」や「下半身マヒ」のリスクがある。

・**咽頭がんで、口腔や耳下腺領域の照射**…味覚障害や唾液腺障害がよく生じる。味がわからなくなるのもつらいが、唾液が全く出なくなり、5分おきに口内を水スプレーで湿らせ、3食ともトロロかけご飯を流しこむ、という境遇に陥った患者さんもいました。

重大な副作用は、照射線量が過大なとき生じます。医師の方も副作用を最小限にしたい。そこで各臓器・組織が耐え得る「耐容線量」が決められています。たとえば1回2グレイの前提で100人に照射した場合に、治療後5年以内に重大な副作用が5人より多く生じない総線量を基準に「耐容線量」が決められています。

ちなみに腹部や胸部の手術では、重大な合併症の発症率は5%をはるかに超えます。放射線治療医の中には、がんをやっつける率を上げるため、耐容線量まで照射したがる者もいます。治療を受諾する前に、副作用について詳しく質問し、自分でも調べましょう。

「放射線発がん」も、千～3千人にひとりの割合でおきます。放射線は正常細胞の遺伝子を傷つけるので、将来、照射された臓器・組織に、まれに別の新しいがんが生じるのです。

放射線発がんが生じるのは5～10年か、もっと先です。進行がんで5年後に生存している確率が低ければ発がんリスクは度外視して、放射線治療の可否を決めるとよいでしょう。

一方、前立腺がんや乳がんなどで、無症状なのに検査で発見されたケースは、がんを放置してもほとんどが長生きできる。そこで、放射線発がんリスクを重大視する必要があります。

予防照射と化学放射線療法

●「リンパ節転移を叩くための照射」は無意味

外部照射の場合、よく広範囲に照射されます。理由はリンパ節転移を叩くためです。

しかし、外科的にリンパ節を広く切除するリンパ節郭清は、臓器転移を予防する効果も、延命効果もないことが明らかになっています（P37）。放射線の広範囲照射も、乳がんや肺がんなどの比較試験が実施されましたが、臓器転移を減らす効果はありませんでした。

学問的・データ的根拠がないのに、広範囲照射を実行し続ける理由はなにか。同じく根拠がない手術、「リンパ節郭清」が続けられているのと根は同じでしょう。

外科手術のあと、外科医はがんを取り残したと感じると、放射線治療科に「術後照射」を依頼してきます。術後照射はリンパ節を叩くのが主目的なので、生存期間を延ばす効果はなく、リンパ浮腫などの後遺症を増やすだけです。

しかし放射線科医には断る勇気がなく、術後照射が実施されてしまう。結果、患者さんは、手術と放射線のダブルパンチにより、「リンパ浮腫」などの後遺症がひどくなります。

また頭頸部がん、肺がん、食道がん、子宮頸がんなどでは、進行度によりますが、放射線と共に抗がん剤を併用する「化学放射線療法」が標準治療になっています。

しかし、抗がん剤を併用せず「放射線だけ」で治療するほうがよいケースが多々あります。具体的には2章の各論で検討しますが、化学放射線療法の特徴を見ておきましょう。


放射線の照射後、初発病巣が再増大してくる率（再発率）は、抗がん剤の併用によって減るはずです。部位や進行度によって異なりますが、5〜10%程度は減るでしょう。

しかし放射線の副作用は、当然ながら、抗がん剤を併用すると強くなります。

頭頸部がんや食道がんでは、抗がん剤の併用で口内炎や食道炎が激烈になり、食事が摂れなくなる。それでよく、治療開始前に「胃ろう。P.201」を造っておきます。でも、治療後も食事が摂れない状態が続き、胃ろうを一生はずせなくなるケースも少なくないのです。

固形がんは初発病巣の再発で患者さんが死ぬケースは少なく、死因の大半は臓器転移か、治療の副作用や後遺症です。抗がん剤を併用しても臓器転移は叩けず、死亡率は減りません。

眠っているがんを起こさない知恵

がん放置療法

標準治療の結果、休眠していたがんが目を覚まし、亡くなることがあります。「がんもどき」、「本物のがん」、それぞれの延命のカギをお伝えします。

ラクに安全に長生きできる理由

●がんが暴れ出さず、延命につながる

無症状のがんを放っておくのは、じつは相当に合理的です。

まず第一に、手術、抗がん剤などの副作用で苦しむことや、命を奪われることがない。

第二に、治療の刺激で、休眠がんが目をさまして暴れだすこともない。

第三には、標準治療は発がんの原因になることがある。放置すればその心配もない。

総じてがん放置により、標準治療を受けるより「ラクに安全に長生き」できる。ただし、がんが「重大な症状」を引き起こしていたらきちんと対処します。場合を分けて説明します。

がん放置に最も向いているのは、元気なのに職場健診、市町村の健診やがん検診、人間ドックなどで「がん」が発見されたケースです。本書では、まとめて「健診発見がん」と呼びます。

健診発見がんは症状も、差し迫った命の危険もないので放置すればいい。それらの圧倒的多数は「がんもどき」で、増大してくることは極まれです。特に、検査しなければ発見されなかった乳がんや前立腺がんはほぼすべてが放置しても転移しない「もどき」です。

一方、胃がん、肺がん、大腸がんなどは、健診発見がんでも転移がひそむ「本物のがん」の可能性が高まる。ただ健診発見がんは、治療しなければ「本物」でも暴れだしにくいです。

健診発見がんで一番こわいのは「すい臓がん」。小さくてもすでに転移している「本物」が多く、医師に「早期発見できてよかった」と言われても、手術を受けるとがんが暴れだし、早死にします。(詳しくは『眠っているがんを起こしてはいけない』参照)。

健診発見がんは、①治療を受けない、②がんと診断されたことを忘れる、③経過観察のための検査を受けない、④新たな健診や人間ドックを受けない、⑤なるべく医者に近づかないという方針をとるのが、一番ラクに安全に長生きできます。

つらい症状をやわらげて生命力を取り戻す

緩和ケアの力

痛み、呼吸苦、摂食・排泄困難などの、辛い症状を取ることで生活の質（QOL）が高まり、寿命も延びます。決して緩和目的で抗がん剤を使用しないこと。

緩和ケアを早めに始める

●放射線やステント術で症状をやわらげる

出血や痛みなどの自覚症状があって医療機関で検査を受けて「がん」が発見されたケースを、本書では「症状発見がん」と呼びます。放置療法は決して「なにも手をほどこさず放っておく」療法ではありません。辛い症状は一刻も早く取るべく、適切な処置を行います。

たとえば骨転移。数ヵ所に転移がある程度では命の危険はありませんが、痛みが強い場合、痛み止めや放射線照射によって症状の緩和をはかるのが最良の方法です（P.439）。放射線は辛い症状をやわらげたいとき、役にたつことが多いです。

気管・気管支、食道、胃、十二指腸、大腸、胆管など、管状の臓器や器官は、がんによって内腔が狭くなることがあります（狭窄）。状態がひどくなると食事が摂れない、息苦しい、便が出ない（腸閉塞）、胆汁が排泄されず肌が黄色くなる（黄疸）などの症状が出てくる。

これらは放っておくと命取りになりますが、それぞれ対処法があります。手術や放射線のほか、患部に管状の器具を挿入して広げる「ステント」が最近はよく使われます。金属製の網状の筒が大半ですが、部位によってシリコン製やプラスチックチューブが使われます。

緩和のための「摘出手術」は危険です。子宮体がん（子宮内膜がん）はたいてい不正出血から発見されます。365日、生理のような出血が続く煩わしさから〝症状緩和のために〟子宮摘出をされると、術後に「休眠がん」が暴れだし、命を縮めるケースが多くみられます。

「緩和ケア」は、手術や抗がん剤をやり尽くしたかたや、手のほどこしようがないかたを対象としてきました。目的は、つらい症状を取って生活の質（ＱＯＬ）を高めること。

症状が取れれば生命力が回復し、寿命も延びます。むしろ、延命効果のない手術や抗がん剤治療を避けて、なるべく早くに緩和ケアをスタートすべきです。

命と時間とお金を無駄にしないために

代替療法

食事療法、サプリ、「体を温める」を見直す

がんと診断されると、標準治療を受ける人も受けない人も「なにか自分にできることは…」と食事療法、サプリなどを試しがち。逆に命を縮めないようご注意を。

●実行するとリスクがある場合も

自分の細胞が「がん化」したのは今までの食事や生活習慣の影響だろう。それを変えれば、がんも消えるはず？　しかし、がんは遺伝子の病気で、原因に関係なく、遺伝子がいったん傷つくとなにをしても元にはもどらない。つまり「これががんに効く、これでがんを治せる」という触れこみの療法はぜんぶ詐欺です。エビデンス（科学的証拠）も全く出ていません。

〝自らのがんを食事や代替療法で克服した〟と主張する医師もいますが、「まともな」がん治療医で、代替療法を信じている人はいない。代替療法の効果を主張する医師たちが、もし

本気で「これで治る」と信じているのなら勉強不足か能力の欠損で、医師の資格がない。「効果がない」と知りながら商売でやっているなら、詐欺師です。

一例を挙げると、食事療法はほぼ「玄米菜食」系。がんのエサは糖質だからと、断糖などを勧めるものもある。いずれも始めるとどんどんやせていくのが普通で、やせれば（がん患者でなくても）早死にします。やせるとは栄養不足になることで、免疫系も弱る。すると体の（がんに対する）抵抗力が失われ、がん細胞が暴れだすこともあります。食事療法に励む患者さんほど早死にしやすいことに、僕は自信をもっています（拙著『医者の大罪』参照）。

ビタミン、ミネラルなどを摂る「サプリメント」（サプリ）も、健康食品として人気ですが、がんで常用する人も多い。しかし効果が実証されたものはひとつもなく、ウソだらけです。

かつてキノコ系のサプリ「アガリクス」「メシマコブ」が、がんを治す特効薬のように扱われ、爆発的に売れていました。しかし「これで治った」というケースを集めた数々の本を警察が捜査してみると、エピソードはことごとく、ライターのでっち上げでした。

がんをビジネスにしている人たちは、そこまでするのです。

「体温が高いほうが健康にいい」という話も広く信じられて、僕も患者さんからよく「がんは高温に弱いんですよね」「どうしたら体温を上げられますか」などと質問を受けます。

しかし人間は恒温動物で、体温が本当に上がったら感染症、熱中症などの病気です。テレビなどで医師たちが、健康のために体温を上げる「温活」を勧めたり、「体温35℃のかたは要注意」などと言っているのも驚きです。それを信じて、高温のお風呂に長く浸かる人が多いせいか、日本人は1年に2万人も入浴中に死に、65歳以上の高齢者の「浴槽内の溺死」は年間5千人。（厚労省発表）。温活に励んで死を招いた人が、どれだけいるでしょう。

高体温健康法のルーツは、新潟大学名誉教授だった安保徹氏でしょう。『体温免疫力』などの著書で、「体温を上げると血流がよくなり、免疫力も活性化」「交感神経が優位だとがん体質になる。体を温めて副交感神経を優位に」などと勧めていました。根拠は皆無でした。

特に「体温を上げればがんが治る」というのは、学問的には完全にアウト。がん細胞は高温で死にますが、そのためには体温を43℃以上にしなければならない。でも43℃以上になったら、体内のすべてのタンパク質が変性して、患者さんが死んでしまいます。

2章

「抗がん剤」で治るがん種　治らないがん種
再発・転移　がん種別　患者51人の証言

最良の選択肢を「証言」も加えて検討

血液がん、小児がん、絨毛がん、精巣腫瘍ほか

「抗がん剤」で治るがん種

血液がんと、固形がんのごく一部は、抗がん剤で治る可能性があります。すべてのがん種の1割が該当します。後遺症や発がん性の問題も含めて、説明します。

「血液がん」は、治るがんの典型

●治る可能性は、子どもと大人で全く異なる

全身に広がったがん、その可能性があるがんには、全身に届く薬物（抗がん剤）での治療が必要です。しかし残念ながら、すべてのがん種の9割は、抗がん剤では治せません。

ここでは残り1割に当たる、抗がん剤で治る可能性のあるがんについて解説します。

典型は「血液がん」で、小児の「急性リンパ性白血病」が代表的です。治療法がなかった時代には、死亡率が100％でしたが、今では80～90％が治っています。ただし、治った子

どもたちに発育障害などの後遺症が出たり、抗がん剤による発がん性も問題になりえます。

また大人の急性白血病は治る可能性が下がり、高齢者はほぼ治らない。しかし、血液内科医は高齢者にも無理な抗がん剤治療を勧めたがるので気をつけて。なお、血液がんの中にも「骨髄腫」のように、年齢を問わず抗がん剤で治らないものがあるので注意してください。

一方「慢性骨髄性白血病」は、通常の抗がん剤治療では治らなかったのが「分子標的薬」の導入により、白血病細胞が出現しない時期が続くようになりました。服用をやめると白血病細胞が再出現することもありますが、長く出ないケースもあるので、ここに含めます。

一方、全がんの９割を占める固形がん（かたまりをつくる胃がん、肺がん、乳がんなど）は、抗がん剤で治せません。ただ固形がんの中にも、「精巣（睾丸）腫瘍」や「絨毛がん（子宮にできる）」など発生数はわずかながら、抗がん剤で治る可能性のあるがん種があります。

これらは肺がんや胃がんなどとは分けて考える必要があり、ここで取り上げます。なお「絨毛がん」（P.100）は、免疫学的にほかのがん種と異なる点を中心に解説します。

「抗がん剤」で治るようになった小児血液がん

小児急性リンパ性白血病

小児の血液がんのなかでは最多の、年間数百人がかかります。（以下、本項では「小児急性白血病」と略します）。この病気の「小児」の範囲は、25歳くらいまでです。

標準治療

小児急性白血病とわかるとすぐ、ステロイドと抗がん剤による治療が始められる。タイプにより治療法を調整し、治療完了まで最長2年以上もかかる。抗がん剤で白血球細胞が減少しない場合は、他人の「（造血）幹細胞」を移植する。必要に応じて放射線治療が行われる。

Dr.近藤解説

小児急性白血病の治療方針について、格別申し上げることはありません。専門家たちによって決められた方針通りに治療を受けていけば、治る可能性が一番高くなると思います。

ほかの多くのがん種と違って治療方針に異論がないのは、治癒率0％（つまり全員死亡）の時代から地道な治療法の改善努力を積み重ね、治癒率を改善してきた実績があるからです。

小児急性白血病の治療方針は、製薬会社の影響を受けず「純医学的」です。患児の数が少なく（薬の市場規模が小さく）、製薬会社に介入されなかったことが大きいでしょう。同じ「血液がん」でも市場規模が大きい「骨髄腫（こつずいしゅ）」や「骨髄性白血病（こつずいせいはっけつびょう）」と異なる点です。

ただ近年は、小児急性白血病の領域にも製薬会社が介入してきています。その典型は免疫細胞を遺伝子操作によって改変し、治療に用いる「ＣＡＲ－Ｔ（カーティ）細胞療法」。患者ひとりを一度治療するだけで、製薬会社に入るお金が「５０００万円」。

しかし「ＣＡＲ－Ｔ（カーティ）」治療をしても、治療後の再発が少なくないようで、今後の展開は不透明です。そういった高額医療によって、血液がん分野の医者たちが変質するのか、しないのか、注視していく必要があります。

たとえば「多発性骨髄腫」は、抗がん剤では治らない。しかし製薬会社の介入と高額治療費によって、延命効果がなく生活の質も悪化しかねない「大量の抗がん剤＋自家造血幹細胞移植」も標準治療とされているなど、治療方針が不合理になっているからです（Ｐ.１２９）。

悪性(あくせい)リンパ腫(びまん性大細胞型(せいだいさいぼうがた)B細胞(さいぼう)リンパ腫(しゅ))

悪性リンパ腫は白血球の中のリンパ球ががん化したもので、組織型は80前後。治療法が最も多く応用されている「びまん性大細胞型B細胞リンパ腫」を紹介。

標準治療

リンパ腫が1ヵ所のみの1期と2ヵ所以上の2期が「限局期」。全身のリンパ節に広がった3期、臓器にも侵入の4期が「進行期」。治療法は5種類の抗がん剤を組み合わせた「R(アール)－CHOP(チョップ)療法」6～8コースが基本。場合により放射線治療を加える。

Dr.近藤解説

悪性リンパ腫の組織型で最も多く、抗がん剤で治るのが「びまん性大細胞型B細胞リンパ腫」。全患者の20～30%を占め、その治療法はほかの多くのリンパ腫に応用されています。

3種類の抗がん剤「シクロホスファミド」、「ドキソルビシン」、「ビンクリスチン」に副腎皮質ホルモン「プレドニゾロン」を組み合わせた「CHOP（チョップ）療法」は、欧米並みの量の抗がん剤を使う方法を、僕が日本に導入しました。その効果はすばらしく、限局期の「びまん性大細胞型B細胞リンパ腫」は、それまで実施されていた化学療法や放射線治療で5年生存率が31%だったのが、81%に上がりました（日本癌治療学会誌 1990;25:2477）。「CHOP療法」が第一の選択肢、という結論は疑いようがありません。

ただ、治る可能性があるがん種でも抗がん剤の毒性は非情です。心臓の組織が障害を受け、何年も経て「心臓の不整脈」や「心不全」で急死するかたもいる。でも、犠牲者（副作用死）を上回る数の患者さんを救えるという意味で、「CHOP療法」は第一選択肢になります。

これに分子標的薬「リツキサン」も加えて、生存率を10%程度上げたとされるのが「R－CHOP療法」。しかし臨床試験のスポンサーは製薬会社で、信用しがたい内容です。

リツキサンの副作用は非常に危険です。命を守るには、腫瘍が著しく縮小または消失したり、副作用がつらく「もう無理」と感じたら中止を検討してください。体力的に危険と自己判断して2コースでやめた患者さんが再発しなかったケースを、僕は経験しています。

証言1　O・Kさん　70代　女性

びまん性大細胞型B細胞リンパ腫

抗がん剤3コースで中止＋放射線で寛解して6年

がんを見つけたきっかけ

30代から母親の介護をしつつ、定年後も10年以上働いた。胃腸がずっと弱かった。

・**2014年9月（69歳）**　この頃から半年、背中が痛む。（がんとは無関係と医師に言われた）。

・**2015年3月（70歳）**　胃の内視鏡検査で持病の萎縮性胃炎、逆流性食道炎のほか「陥凹（かんおう）性（くぼんだ）病変」が見つかる。O成人病センターで「胃悪性リンパ腫。非ホジキン・びまん性大細胞型B細胞リンパ腫（DLBCL）。中等度。1期。胃に限局」と診断。

症状・治療の経過

自覚症状はなく、抗がん剤は副作用がひどいことや、「がん放置療法」のことを本などで知っていたので、治療すべきか迷った。近藤先生の著書で「血液がんは抗がん剤で治る可能性がある」という一文を見て、抗がん剤治療を決意した。

受けた治療は「R-THP-COP療法」（リツキサン+エンドキサン+テラルビシン+オンコビン+プレドニゾロン。1コース21日×6～8回。初日と3日目に投与後、休薬して体調を回復）」。

・**2015年5月25日（70歳）** 1コース目が始まり10日間入院。指先のしびれ、息切れ、頭痛、動悸、震え、体中に痛みが走るなど副作用がきつい。2、3コース目は通院で6月25日～と、7月22日～。通院中バサバサ髪が抜けて、ほぼ「つるっぱげ」に。

・**7月30日** 近藤先生に、8月の4コース目の前にご相談して、抗がん剤治療は中止。

・**8月～9月** 放射線治療を1ヵ月（1回2グレイ×週5回×4週間。計40グレイ）。治療終了。

・**2017年（72歳）**「寛解」（見かけ上がん消失）を告げられて6年目。寛解したのは抗がん剤治療の効果だと思うが、よく体調不良になるのは副作用ではないかと、複雑な思い。

近藤先生への相談内容

1　悪性リンパ腫には抗がん剤の効果がある、というのは本当でしょうか。
2　副作用がきついのですが、抗がん剤治療は4コース目も受けたほうがいいですか。
3　追加治療は「抗がん剤あと2～3コースか、放射線」のどちらを選べばいいでしょう。
4　あるいは、ここで治療をやめて放置した方がいいでしょうか。
5　食事について。「なんでも食べてOK」と主治医に言われましたが、問題ありませんか。

抗がん剤治療を受けるか否か、かなり迷っていたとき主治医が「これ以上延ばすと、間に合いませんよ」。患者が意見を言ったり逆らったりする隙を与えない、絶妙の一撃でした。治療の途中「中間検査の結果を教えていただけませんか」と言うと、「治療がすべて終わってからでないと無駄なので、教えられません」。患者としては、納得できませんでした。抗がん剤治療4コース目が始まる前に「このまま治療を続けていいものか」と疑問がわき、「あとで後悔したくない」と思って、確認のために近藤先生を訪ねました。

Dr.近藤回答＋解説

●抗がん剤3コース＋放射線40グレイ以下なら、ダメージが少ない

1 あなたの場合は抗がん剤で治る可能性が高い。同じ1期の5年生存率は90％前後です。

2 B細胞系悪性リンパ腫の抗がん剤治療は、第一選択がR－CHOP療法。6〜8コースが一般的ですが、僕の考えは3〜4コースまで。現在受けているR－THP－COP療法は、心臓への毒性に配慮した第二選択。3〜4コースまでで十分でしょう。高齢になるほど、抗がん剤の投与を重ねるたびに、毒性で命を取られる危険が高まるので。

3 従って、抗がん剤治療は切り上げた方がいい。あなたと同じ限局期（リンパ腫の広がりが限定的な1、2期）の場合、3コースに放射線を足す治療も標準治療。僕なら胃袋全体に、1回線量1・5〜2・0グレイで週5回、合計30〜40グレイにします。

4 この線量ならダメージが少なく、がんの死滅効果は高いので加えた方がいいでしょう。

5 食事は栄養のあるおいしいものをなんでも食べて、正常細胞を丈夫にしてください。

悪性リンパ腫の抗がん剤治療は一般に、3週間を1コースとして6〜8コース繰り返します。幅があるのは「リンパ腫細胞を全滅させられるベストな回数がわかっていない」から。

5コース以下でも十分な可能性が高いです。もし6コース目が必要だとすると、それは5コースまでやっても、リンパ腫細胞を全滅させられなかった場合。5コースまでに全滅していれば、もう治療は必要ないのですから。しかし、全滅をまぬがれた「治療抵抗性（難治性）」のリンパ腫細胞が、あと1コース追加して全滅するものでしょうか。

この思考を推し進めると「1コースだけでも十分なのでは」という地点にたどりつきます。慶應大学病院時代の僕の患者さんは、Oさんと同じ限局期（1、2期）で、2コースで切り上げて治りました。

ただ、1コースだけで切り上げた経験は世界を見わたしてもほぼなく、治療する側としては、再発率が上昇するのではという懸念もあって、回数を減らすのはこわい。だから1、2期でも最低3コースやって、放射線治療を足す決まりになっています。

近藤先生の治療方針を実践してみて

●迷いが消え、自分の希望通りの治療がかないました

抗がん剤には不信感がありましたが、近藤先生の著書を読み、実際に相談して納得したので不安や迷いが消えて、前向きに治療を受けられました。近藤先生に「放射線科医は一般に、外科医よりは患者の希望を尊重する」と伺ったので、主治医に「R－THP－COP療法は3コースでやめたい」「追加の放射線治療は合計30～40グレイにしてほしい」と伝えると、希望がかないました。

私の周囲のほとんどの人は、がんといえば治療が当たり前。「放置」なんて口に出したら「なに考えてるの?」と言われるのがオチです。だから、悪性リンパ腫のことは職場の上司ひとりと弟にだけ伝え、治療法はひとりで判断しました。

近藤先生は気さくで、「糖質も大切な栄養。今日の僕のお昼はシュークリームだよ」と、ニコニコされていました。とてもラフで意外な一面を見せていただいた気がしました。

「抗がん剤」で治る可能性のある血液のがん

急性骨髄性白血病（きゅうせいこつずいせいはっけつびょう）

骨髄の中で白血病細胞が増え「血液細胞」が減る血液のがん。どの成分が減るかで生じる症状が異なります。圧倒的に50歳以上に多く、年齢と共に急増します。

標準治療

体力のある「急性骨髄性白血病」の患者には標準的な強力な抗がん剤治療が実施され、「幹細胞移植（かんさいぼういしょく）」に移行するケースもある。65歳以上の高齢者には、体力や余病などを考慮しながらの、手探り状態の治療になる。放射線治療は、幹細胞移植の前処置に限定。

Dr.近藤解説

圧倒的に成人、ことに50歳以上に多く、60歳から発症率が急上昇します。

他方で、高齢になるほど①体力低下、②諸臓器の機能が落ちている、③抗がん剤の毒性が出やすいなどの特徴があり、治療すると死にやすいし、治りにくいという特徴があります。

5年生存率は、30歳未満では「60%」、30～54歳は「50%前後」。それが55～64歳では「30%弱」、65歳以上は「10%未満」に下がるとの報告があります（Blood 2012;119:3890）。

同じ報告で、「治療開始後1年以内の死亡率」は、30歳未満では「2割」なのに、55～64歳では「5割」、70代は「8～9割」にも上ります。その多くが「治療死」と思われます。

ですから65歳以上になって「急性骨髄性白血病」と診断されたら治そうと考えず、どうしたら比較的ラクに安全に余生を過ごせるかを目標に、よく担当医と話し合うべきです。

ただ急性白血病、骨髄腫、慢性白血病などの血液がんでは、放置しても命に危険が生じないケースがあります。生活習慣病で通っている医療機関での採血検査や、人間ドックなどで検査値の異常が見られ、その後の精密検査で血液がんと診断された。しかし、本人には自覚症状がなく、いたって元気な場合です（健診発見血液がん）。

将来、本格的な症状が生じる可能性はあります。しかし、自覚症状もないのに抗がん剤や分子標的薬で命を縮める行動にでるのは損でしょう。

あわてて治療に突入して早死にする不幸を避けるために、体調がよくて健康だと感じている人は、（血液がん発見のきっかけになる）採血検査を受けないことです。

証言2　Z・Kさん　60代　女性

本態性血小板血症（まれに急性骨髄性白血病に移行）

血小板数170万でも抗がん剤を拒み、初診から20年近く健在

がんを見つけたきっかけ

20代に抗アレルギー剤の注射で失神し、薬害に恐怖を抱いた。39歳のとき胃痛で近くの開業医へ。血液検査で「血小板数が多い。精密検査を」。無症状だったので様子を見た。

・2004年（39歳） 開業医に再び促され、J病院で骨髄検査。「本態性血小板血症」（血小板が異常に増えて、脳梗塞などを起こしやすくなる病気）と診断。

・2016年（55歳） 血小板数が150万に迫り、翌年、抗がん剤治療を勧められた。

症状・治療の経過

この20年、無治療、無症状。首や膝などの痛み、体力の衰えはあるが年齢相応だと思う。

・**2004年（39歳）** 確定診断は「血小板数70万/μL＝マイクロリットル＝100万分の1リットル（正常値15〜45万）」。「治らない病気。まれに急性骨髄性白血病に移行する。化学療法は、二次性の発がんリスクがある」「あなたは40代で高血圧、高コレステロール、糖尿病がないので経過観察でもOK。血小板数が150万を超えたら、血液内科を受診してください」。

・**2017年（56歳）** ずっと無治療で無事だったが、新担当の女医が「血小板が去年からすごく上がって100〜150万。抗がん剤ハイドレアを服用してください」。お断りした。

ハイドレアについて「10年飲むと二次性の白血病になると聞いて心配」と言うと、女医は「二次性のがんになって死亡したとしても、それがあなたの寿命です。薬を飲まないで脳梗塞などが起きて半身不随になったら、介護する人に迷惑でしょう。あなたは身勝手です」。「了承しかねます」と答えたら「なんのためにここへ来ているのですか」と、なじられた。

近藤先生への相談内容

1 『抗がん剤は効かない』などを拝読し、自己判断で「抗がん剤は服薬しない」と決めました。担当医に「身勝手」と言われたので、近藤先生のご意見を伺いたいと思いました。

2 医師は、なぜあんなに強引に、一方的に、抗がん剤を勧めるのでしょう。

3 失業して転職がうまくいかず、睡眠導入剤を手放せません。断薬できるでしょうか。

4 いま私が飲むべき薬はありますか。

5 このあとは、どういうタイミングで血液内科を受診したらいいですか。

J病院の女医には怒りがわきました。副作用の苦しみ、死ぬまで続く薬剤費の負担などの患者の生活への配慮が、全くなかった。「身勝手」という言葉もグサッと胸に刺さり、無治療を続ける心の支えがほしいと思ったことが、近藤先生を受診する大きな動機になりました。

夫も情報を検索し、一貫して私の選択を肯定してくれています。「自己判断に、近藤先生のお墨付きをもらってきた方がいいよ」と、背中を押してくれたので感謝しています。

Dr.近藤回答＋解説

●抗がん剤ハイドレアの長期服用で「二次性白血病」のリスク

1 ハイドレアを服用する必要はありません。本態性血小板血症は「治らない」病気で、治療の目標は、血小板数を抑えること。そのため、ハイドレアをいったん服用し始めると、長期にわたりますが、長期服用には「二次性白血病」のリスクがあり、延命効果は不明です。治療を断ったら医者に暴言を吐かれた、という話はよく聞くけど、「身勝手」「副作用で死んだら、それがあなたの寿命」はひどい。患者を人間だと思ってないんでしょう。

2 ハイドレアは保険適用なので患者が飛びつきやすく、服用し始めると一生続ける人も多い。抗がん剤は高価で病院が潤うので、医師たちはハイドレアをゴリ押しするのです。

3 睡眠導入薬は向精神薬で、急にやめるとめまい、吐き気、不安感などの離脱症状がおきます。減薬は0・5〜1㎎ずつ、様子を見ながら、数年かかるつもりで進めます。

4 あなたに必要な薬は、持病の甲状腺機能低下症（血液中の甲状腺ホルモンが少なすぎる病気）に対するチラージン（甲状腺ホルモン製剤）だけです。足りないホルモンが補われるので病状の改善や、生活の質の向上に役立ちます。ただ、過剰摂取には気をつけること。

5 再び血液内科を受診するのは、普通に日常生活が送れなくなったときで充分です

無症状の「健診発見血液がん」では、放置しても命を脅かさないケースがあることは説明しました（P.85）。血液がんではない本態性血小板血症にも同じことが言えます。Kさんの知人は、血小板数が２００万を超えても治療せず、80代を迎えて健在だそうです。

一方でハイドレアの重大な副作用としては、「二次性白血病」のほか骨髄機能抑制、血小板減少、白血球減少、ヘモグロビン減少、赤血球減少、間質性肺炎なども報告されています。血小板だけを減らせる治療薬「アグリリン」もよく使われますが、重大な副作用の中に、命にかかわる心臓障害（狭心症や心不全など）が含まれます。

Kさんから「患者どうしで話をすると、薬物治療をして血小板や白血球のコントロールをしないとダメ、と口を揃えて諭される。無治療でいると肩身が狭いです」と聞きました。がん関連の患者会やシンポジウムの多くには、製薬会社からお金が出ていて、あの手この手で「がんは治療するもの」という刷り込みが行われています。真実を見きわめましょう。

近藤先生の治療方針を実践してみて

●必要な医療は肯定され、医学的にも倫理的にもまっとうと感じた

高名な先生なのに、気さくで話しやすかったです。「ハイドレアは不要」と即答され、「あなたのような患者さんは本当に珍しい。普通は言われるまま薬を飲むからね」と。

近藤先生は、医学界で〝異端児〟と見られていました。でも、必要な治療はきちんと肯定され、医学的にも倫理的にも、まっとうなことをおっしゃっていると感じました。近藤先生の教えに従って、睡眠導入剤を1年半がかりで断薬にこぎつけることもできました。

2022年7月（61歳）、血小板数は120～130万。最大170万でした。セカンドオピニオン受診から5年経過の近況をメール報告すると、すぐに返信をいただきました。

「ご報告、拝読しました。お知らせくださり、ありがとうございました。経過が順調のご様子、ご同慶の至りです。相談内容は覚えております。（チラージンだけと言ったことも含めて）。今後も健やかにお過ごしなされるよう、心より祈念しています」。

その翌月に逝かれるなんて。もう一度お話したかったです。ご冥福をお祈りします。

「抗がん剤」で治るようになった血液がん

慢性骨髄性白血病（まんせいこつずいせいはっけつびょう）

以前は抗がん剤や「インターフェロン」で治療しても治らなかったのが、「分子標的薬」の導入で5年生存率90％に。高価な薬への誘導に注意してください。

標準治療

症状は全身のだるさ、体重減少などだが、健診の血液検査で、白血球数の増加から偶然みつかることも多い。まず分子標的薬「イマチニブ」を投与し、効かなくなれば「ダサチニブ」や「ニロチニブ」に乗り換える。それも効かなくなれば「造血幹細胞移植（ぞうけつかんさいぼういしょく）」を検討する。

Dr.近藤解説

「慢性骨髄性白血病」は、かつては抗がん剤や「インターフェロン（体内で病原体や腫瘍細胞などの異物を抑制する蛋白質）」で治療されていましたが、治りませんでした。薬の副作用も強く、うつ状態になって自殺する患者も、少なくありませんでした。

状況を一変させたのは、２００1年に承認された第一世代（最初に開発）の分子標的薬、「イマチニブ」。5年生存率は90％に上昇し、副作用も従来よりは、少なくなりました。

次に登場したのが、第二世代の「ダサチニブ」や「ニロチニブ」。ダサチニブは「効果がイマチニブより優れ、安全性は同じ」という能書きで第一選択薬（最初に投与する治療薬）としても使えるようになり、多くの方に処方されています。

実は「ダサチニブ」を最初に選んでも、生存率は「イマチニブ」と同じ（J Clin Oncol 2016;34:2333）。また本当に効力が強いなら副作用も強いはずなので、危険です。僕の外来にみえた「慢性骨髄性白血病」の30代女性にそれを伝えましたが、主治医に押し切られて「ダサチニブ」を飲み始めた。すると間もなく急死されたと、夫君が嘆いておられました。

ひと月の薬価は「イマチニブ」約27万円、「ダサチニブ」約１１０万円。高額療養費制度により、患者のひと月の自己負担額はどちらを選んでも同じですが、製薬会社の売り上げは大違い。高価な薬を長く使わせようと血液内科医と結託して、治療方針をゆがめています。

なお、日本の臨床試験では「完全寛解が2年以上続いていたら、イマチニブをやめても3年以内の再発は約3分の1」でした。完全寛解が続いたら、薬のやめどきです。

証言3　M・Mさん　70代　男性

慢性骨髄性白血病、前立腺がん

分子標的薬「ダサチニブ」で衰弱し、自己判断で断薬

がんを見つけたきっかけ

65歳まで公務員。妻と義母を介護し、看取った。日本酒2合の晩酌と登山を長年続ける。

・**〈慢性骨髄性白血病〉2017年8月（68歳）**、区の健診で「白血球数が2万（20000／μℓ。基準値は3500～9000）近く異常値」と言われ、T病院で血液検査と骨髄検査を受診。

・**〈前立腺がん〉2021年8月（72歳）**、区の健診で「PSAが12・5ng／mℓ（基準値は4以下）。要精密検査」と言われて、T病院で針生検を受けた。

症状・治療の経過

・〈慢性骨髄性白血病〉診断は「慢性骨髄性白血病急性転化」（正常な血液細胞が減少し、急性白血病と同様の症状が出現）。「骨髄芽球(こつずいがきゅう)45％」（20％以上で急性骨髄性白血病の特徴が現れやすい）。

・2017年8月28日〜9月8日（68歳）T病院に入院。「新しい強い薬」だという分子標的薬ダサチニブを毎日服用。退院後、体調が急激に悪化し、食欲不振、動悸、歩行困難で家の階段も降りられなくなった。近藤先生の本などで、抗がん剤の毒性で一気に衰弱し、急死したケースをいろいろ読んでいたので担当医には相談しないで、10月に勝手に断薬した。

・2018年9月（69歳）以降、白血病細胞が検出されない〝寛解〟が続いている。

・12月　担当医に断薬の件を伝え、別の分子標的薬ニロチニブで服薬再開。23年現在も続行。

・2021〜23年（71〜73歳）担当医にも近藤先生にも「ニロチニブ続行」を勧められたが毒性が不安で、自己判断で1日800㎎を400㎎に減薬中。5年、再発していない。

・〈前立腺がん〉2021年8月（72歳）T2b（前立腺の片側に1／2超のがん）と診断。

・2022年1月10日（72歳）近藤先生にご相談。無治療で様子を見ることにした。

近藤先生への相談内容

1 T病院の医師に「慢性骨髄性白血病は治る病気になったので、寛解目ざしてがんばりましょう。まずは目標5年生存！」とダサチニブを強く勧められ、ひどい副作用に苦しみました。マイナス面の説明は、説明書を見せる程度。どの医者もこんな感じですか？

2 慢性骨髄性白血病に対する分子標的薬ニロチニブは、続けた方がいいですか。

3 前立腺がんの選択肢は①ロボット手術、②IMRT（強度変調放射線治療。放射線を多方向から強弱をつけて、腫瘍に集中照射。P.58）＋ホルモン治療。担当医に「治療しないとがんがすぐ増大し、大変なことになる」と言われましたが、それはあり得ますか。

4 放置した場合、がんが尿道まで広がって排尿障害を引き起こすことはありませんか。

5 片側の前立腺のみ内部から放射線を当てる「小線源部分治療」をどう思われますか。

近藤先生の本に「血液がんは抗がん剤で治る」と書いてあったので、治療を始めました。ずっと服用していいものか迷い、前立腺がんの治療のことも含めて相談に伺いました。

Dr.近藤回答＋解説

●治療が始まる前に、マイナス面をよく調べておく

1 自己判断でダサチニブをやめたのは賢明です。芸能レポーターの梨元勝さんのように、抗がん剤の副作用で息もたえだえなのに休薬を許されず、急死した患者さんは数知れません。命の危険を感じたり、「もう無理」だと思ったら、すぐに薬をやめてください。

治療のメリットばかり吹聴し、後遺症や副作用、生活の質の低下などのデメリットをほとんど説明しない医師の話は、患者さんからよく聞きます。「まさかこんなことに」と嘆いてからでは遅いので、治療が始まる前に、マイナス面をよく調べておきましょう。

2 あなたは僕の本で「イマチニブで2年以上〝寛解〟が続いたら、休薬しても3年以内の再発は3割」と知り、担当医に打診すると「急性転化しているから服薬が必要」と言われたのですね。それは一理あるので、治療を続けていいでしょう。

3 がんは治療しないとみるみる大きくなり、苦しんで死ぬことになる。これは、医療界が長い歳月をかけて作りあげた怪談です。特に無症状の健診発見がんは、様子を見ると年

に数㎜程度ゆっくり増大するか、よく小さくなったり、自然に消えます。前立腺がんの手術は尿漏れなどの排尿障害やＥＤ（勃起不全）を招きやすく、ＩＭＲＴも、やはり排尿障害などのリスクはあります。Ｍさんは無症状のＰＳＡ発見がんなので、放置してもなにもおきないでしょう。

4 もしもがんが広がったり、排尿の問題などがおきたら、そこから最も体を痛めない治療を検討してください。早く治療を始めても、生存率は変わりません。

5 小線源治療は前立腺、乳房、子宮、口腔などのがん病巣付近に、粒状の放射線物質を入れて内側から照射します。手術よりリスクが少ないとはいえ、前立腺がんでは数年後に勃起障害が起きる可能性が20～30％。Ｍさんにはデメリットの方が大きいでしょう。

慢性骨髄性白血病の治療薬は、「イマチニブ」を最初に選べば十分です。休薬については欧州で約７５０名参加の「分子標的薬をやめてみる」臨床実験が実施されました。種類を問わず3年間服用して、〝完全寛解〟が2年続行の被験者が対象。「分子標的薬を中止して、白血病細胞が増えてきたら再開する」ルールで2年後、「再発なし」が50％でした。

近藤先生の治療方針を実践してみて

●がん治療の「本当のこと」を知って命びろい。自由に出歩ける毎日に感謝

私の2つのがんについての近藤先生の方針は適切で、感謝しています。ダサチニブの副作用で衰弱した時、自ら薬をやめて命びろいしたのも、近藤先生の本を読んでいたおかげです。

前立腺がんの相談に伺ったとき「手術は論外。放射線治療もがん細胞を焼き殺すわけだし、まわりの正常細胞にも放射線がかかる」「前立腺がんの99%は〝がんもどき〟で、治療は無意味。残り1%が本物のがんで、切ると暴れだす。だから〝忘れる〟〝検査を受けない〟〝医者に近づかない〟のが一番いい」と言われて「そうか。99%がんもどきなのに、〝焼き殺す〟なんて恐ろしい治療はやめた」と心が決まり、2年たった今も自由に出歩ける毎日です。

今の医療界は、億円単位の機器を導入しては、モトを取るために無用のCT検査やロボット手術を勧め、効果でなく「高価」を基準に新しい危険な抗がん剤を投与しています。すべて患者でなくカネ本位、経営本位です。医療界を敵に回して「本当のこと」を言い続けてきた近藤先生の意見は、信頼に値します。ぜひ本を読んでみてください。

「抗がん剤」で治る可能性のある固形がん

絨毛（じゅうもう）がん

「絨毛がん」は①妊娠や流産を契機に、子宮に発生。②自然に発生。大きくこの2タイプに分かれます。抗がん剤治療で①の多くは治り、②はほぼ治りません。

標準治療

症状は、妊娠がきっかけなら子宮からの不正出血など。臓器に転移していることも多く、肺転移の場合、咳や血痰など。自然発生タイプは部位により症状が異なるが、脳転移なら頭痛や嘔吐など。発生頻度はまれで標準治療も確立していない。抗がん剤によって治療される。

Dr.近藤解説

発生頻度は非常に少ないのですが、がんの性質を考えるヒントになるので少し解説します。「絨毛がん」はどのタイプも、数種類の抗がん剤による「多剤併用化学療法」で治療されます。ただし、使用される抗がん剤の種類などは手探り状態です。

予後は、タイプによって全く異なります。妊娠や流産に続いて発生する「妊娠性絨毛がん」は多くが「治癒」しますが、自然発生タイプはほぼ治りません。子宮に発生するタイプに対しては「ガイドライン」が作られているので、それに従った治療を受ければよいでしょう。

予後の大きな違いは、「免疫反応」の有無によると推測できます。胎盤は「受精卵」から分化し、その細胞の遺伝子の半分は父親由来です。胎盤の一部である「絨毛細胞」を形づくる「タンパク質」も、半分が父親由来なので、胎児を宿す母体の免疫システムからは「異物」か「外敵」と認識され、原則、免疫細胞に攻撃される。ただ、正常胎盤には免疫システムの攻撃をかわすなんらかの仕組みがあると思われ、子宮内にとどまり続けます。

妊娠後の絨毛がんも、遺伝子の半分は父親由来なので原則、免疫システムに攻撃されます。が、こちらも生き延びて増殖する。しかし、抗がん剤治療が始まって絨毛がん細胞が減ると、(仕組みは不明ですが) 免疫システムが急に作動して、「治癒」に導くのではないか。

対して、自然発生の絨毛がんは100%患者本人由来なので、免疫システムは「自己」と認識して、抗がん剤治療に対して免疫システムが助勢しない。それで絨毛がん細胞が生き延びて再発すると思われます。これは、固形がんが抗がん剤で治らない一因でもあるはずです。

「抗がん剤」で治る可能性のある固形がん

小児がん

ここでは、小児がんの中のかたまりをつくる「固形がん」について解説します。「腎芽腫」「骨肉腫」など種類が多く、一部を除き手術と抗がん剤治療によって、治癒率が上がります。

標準治療

症状はがん種により異なる。「腎芽腫」は腹部の無痛のシコリ、「骨肉腫」は主に骨の痛みと腫れなど。治療の原則は手術でできるだけ切除し、抗がん剤で、どこかにひそんでいるかもしれない微小な転移を叩く。それで治しにくいと判断されると、放射線治療が提案される。

Dr.近藤解説

発生頻度は小児（0～14歳）1万人あたり1・0～1・5人と低く、症状からすぐ「小児がん」を疑うのは行き過ぎです。原因不明の痛みや腫れが数日続いたり、症状が強くなるようなら受診してください。治療のガイドラインは、データに従い正直に書かれていると思います。

ところで、小児がんを「抗がん剤で治るがん種」に分類しましたが、明白に「治癒率」が上がるのは「腎芽腫（じんがしゅ）」や「骨肉腫（こつにくしゅ）」などで、抗がん剤の効果が不確実ながん種もあります。

それでも、抗がん剤で「長期生存率」や「治癒率」が上がるがん種があるのはすばらしい。

ただ、抗がん剤だけで治せるわけではありません。初発病巣は手術して切除、加えて抗がん剤、場合により放射線を補助的に使うと、使わない場合より生存率が上がる。これが「抗がん剤で治る可能性がある」という意味です。ともあれ、小児がんに対する「補助化学療法」により、がん種にもよりますが、どこかにひそむ微小な転移病巣を治せる可能性があります。

しかし成人の固形がんでは、補助的化学療法で微小な転移を治すことはできません。

抗がん剤の効果が大人と子どもで全く異なる理由は、わかっていません。

また、臓器に転移していても原則、自然に消滅する「神経芽腫（しんけいがしゅ）」という小児がんもあります。年長児に発生した4期（つまり臓器転移がある）の「神経芽腫」は原則、どう治療しても治らない。しかし乳児期に発生した「神経芽腫」の場合は放置しておくと、たとえ転移があっても自然に（転移もろとも）消滅するのが原則です。

臓器転移した成人の固形がんが、ごくまれに自然に消える現象との関連が考えられます。

証言4　I・Fさん　4歳　男性

小児悪性脳腫瘍（髄芽腫）

大量化学療法＋陽子線治療後は元気いっぱい

がんを見つけたきっかけ

・2021年6月（3歳）〈母親代筆〉 3兄弟の中で一番元気な末っ子が、食事中に突然バーッと吐いた。あとはケロッとしていたが小児科へ。「元気だから問題ない」と言われた。吐く回数は増えていき、たまに「頭が痛い」。小児科を5つ回ったが、原因不明だった。

・8月　また吐いて元気がないので総合病院でCT検査。「髄芽腫で水頭症（脳の周囲を満たす髄液が増え脳を圧迫）を併発。すぐ大学病院へ」。そのまま私の車でT大学病院に向かった。

症状・治療の経過

・**2021年8月～22年5月（3歳）**　9ヵ月入院治療した。T大学病院の診断は「髄芽腫瘍」。緊急手術に続き、チオテパ／メルファラン大量化学療法＋放射線減量治療を受ける治験（薬の承認を目ざす臨床試験）に参加することを、了承した。

・**2022年4月2日（3歳）**　髄注（脊髄と硬膜の間に薬を注入）が残り2回の時、近藤先生にご相談。残りの髄注も続けて、陽子線治療を合計33グレイ＝Gy（RBE）受けた。

・**5月**　退院。治療後は、息子は元気いっぱいに過ごしている。

髄液を抜く緊急手術→髄芽腫を取り出す手術→抗がん剤治療と陽子線治療。合計9ヵ月、新型コロナ禍のため、ひとりで息子に付き添った。長男と次男は夫と母が面倒を見て、私のお弁当を母が毎日届けてくれた。息子は抗がん剤を打つ2週間は脱毛し、口内から肛門内部までの粘膜の炎症を痛がった。休薬の1週間にみるみる回復したのは、うれしい驚きだった。

近藤先生への相談内容

1　遅ればせながら「幼いわが子に強い抗がん剤治療を受けさせてよかったのか」と不安になって伺いました。残り2回の髄注は、やめた方がいいでしょうか？

2　数年後、数十年後に、息子に抗がん剤の深刻な副作用が出てくることはないでしょうか。どんなに厳しい事実も、言葉を濁さず教えていただけるとうれしいです。

息子が受けたのは「ＪＣＣＧ　ＭＢ１９」という治験で、担当医によると「小児髄芽腫に従来より強い抗がん剤を大量投与。放射線治療は集中度の高い陽子線治療に変えて、照射領域を非常に狭める。その有効性と安全性を検討する治験です」。

抗がん剤治療が従来の4から5クールに増え、チオテパ、メルファラン、メソトレキセートなどを投与していて、急に毒性のことが心配になりました。抗がん剤治療の副作用について、ネットで激しく警告しているU先生のクリニックに問い合わせたところ、近藤先生のセカンドオピニオン外来のことを教えてくださって、予約しました。

Dr.近藤回答＋解説

●子どものがんは治癒率が高い。一方で、障害を招く危険も

1 小児がんは謎が多く、治療の判断も非常に難しい。そして大人のがんと子どものがんは別ものです。髄芽腫は小児の悪性脳腫瘍で、固形がんです。大人の固形がんは抗がん剤の延命効果が証明されていないので、僕は勧めません。一方、小児がんは、抗がん剤によって治癒率が上がるがん種が多く、全体としての近年の治癒率は70〜80％と報告されています。なぜ、抗がん剤による治癒効果が大人と違うのかはわかっていません。従ってF君の残りの治療についても、「わからない」というのが、僕の正直な回答です。

2 小児がんの抗がん剤治療による副作用で、将来的に白血病などの別のがん（二次がん）が発生する可能性は、ないとは言えません。

以上をお答えしました。つけ加えれば子どもは発育途上なので、手術や放射線などにより心身にさまざまな障害を起こす危険もあります。同じ治療をしても、年齢が低いほど重い障

害が現われやすい。たとえば頭部への放射線照射で、幼いほど後年の知能障害のリスクが高まる。骨に照射すると骨の成長が抑制され、幼いほど低身長などを招きやすくなります。

医療者は一般に、「命を救う」「生存率を目いっぱい向上させる」ことを最優先に強力な治療を推進します。しかし結果に対しては、医療ミス以外の責任はとりません。

要するに子どものがんの治療では「治る可能性を追及する」か、「治る可能性は少し犠牲にしても障害のリスクを避ける」かの選択になる。実際、わが子の脳腫瘍の摘出後、将来の障害発生リスクを嫌い、再発率が上がることを覚悟の上で放射線治療を断る親もいます。

僕自身が同じ立場に立ったと想定しても、これほど難しい問題はないように思われます。


それにしても、なぜ小児がんでは、抗がん剤で転移病巣も消えてしまうのか。仮説としてがん細胞にそなわる遺伝子が、①ある時期は転移を起こさせるように働き、②別の時期には、がんが自然消滅するように働く。そういう遺伝子プログラムが備わっていると推測できます。

成人の固形がんを放置していたら、臓器転移が自然に消えた患者さんを、僕は何人も知っています。この現象の原因も、遺伝子プログラムにあるのかもしれません。

近藤先生の治療方針を実践してみて

●裏話的なことも話してくださり、親近感がわきました

息子は前触れもなく激しく吐き、あとは平気。血液検査の数値も正常だったので、5人の小児科医から「心配ない」と言われました。でも私は、息子が最初に吐いたとき「いつもと違う」と直感しました。知識だけでなく、第六感も大切にした方がいいと思います。

抗がん剤治療に先立ち、「治療中は腸が動かないから」と、絶食期間を2～3週間設けられました。栄養は鼻からチューブで入れて「口から食べていいのはアメだけ」と。なぜアメだけなのかは教えてもらえず、近藤先生に聞いたらフフッと笑って「それは変だ。おかしなことでも、医者の大半は正しいと思いこんで疑わないから、医者の教科書は何十年も変わらない部分が多いんです」。そういう裏話的なことも話してくださり、親近感がわきました。

「大人のがんと子どものがんは別」と伺って、残りの抗がん剤治療もやることにしました。近藤先生の話を聞けたひとときは、とても大切な時間でした。「わからない」という言葉の中に、そこに至るていねいな説明に、たくさんの重みを感じました。

「抗がん剤」で治る可能性のある固形がん

精巣（睾丸）腫瘍

固形がんではまれな、転移がんが抗がん剤で完治し得るがん種です。組織型は大きくセミノーマ（精上皮腫）と、非セミノーマ（非精上皮腫）に分かれます。

標準治療

症状は、睾丸が腫れて硬いが痛みはない。精巣腫瘍は病理診断と腫瘍マーカーの値により、大きくセミノーマ（精上皮腫）と、非セミノーマ（非精上皮腫）の2つに分類される。睾丸を摘出（切除）して組織型を確定。その後は組織型で治療法が異なる。1期は95～98％が完治。

Dr.近藤解説

固形がんの中では珍しく、他臓器に転移しても、抗がん剤で完治し得るがん種です。現在は睾丸を摘出後すぐの追加治療はひかえ、腹部リンパ節に再発してこないか定期的にCT検査などで調べていく「経過観察法」が主流。これは一種の「放置療法」です。ガイドラインに記された方針には、おおむね異存がありませんが、2点ほど指摘しておきます。

ひとつは「抗がん剤治療は転移したケースを治す可能性もあるが、副作用で死ぬリスクもある」。副作用死の率は、欧米では数パーセントとされています。しかし、抗がん剤が必要になるケースは少ないのに、僕は2件も遺族から相談を受けたことがあり、日本では副作用死の頻度が高いのではないかと感じています。

本格的な抗がん剤治療の方法は、通常「ブレオマイシン」「エトポシド」「シスプラチン」3剤の併用療法ですが、「ブレオマイシン」は重篤な肺障害が出やすく危険なので、これを抜いた2剤による併用療法も行われています。こちらの方が安全でしょう。

またガイドラインでは、腹部にリンパ節転移がある2期は、抗がん剤治療のあとにリンパ節郭清(かくせい)をすることを勧めていますが、いろいろな後遺症が生じるのに、必要性は疑わしい。現に米国では、精巣腫瘍における「化学療法の父」と言われる内科医が、多くのケースで「経過観察」の方が望ましい、としています（N Engl J Med 2014;371:2005）。

この見解の違いは、日本のガイドライン作成委員の多くが、メスを握る泌尿器科医であることに由来すると、僕は考えます。

証言5　K・Mさん　60代　男性

精巣（睾丸）腫瘍

転移なし

「手術してもいい」「抗がん剤が効く」と教わってびっくり

がんを見つけたきっかけ

・2015年暮れ（58歳）、陰嚢（睾丸）内のシコリが気になり、S病院泌尿器科でエコーと血液検査を受けて精巣腫瘍と診断。翌年1月11日、近藤先生に相談して手術を決断。

症状・治療の経過

・2016年1月28日（59歳）、手術＝左精巣高位除睾術（足の付け根の上を切開して、左側の精巣を摘出）。精巣腫瘍ⅠA期。腫瘍の大きさ26㎜。セミノーマ（腫瘍細胞の100％が、精子をつくる細胞由来）。転移なし。その後7年間、経過観察を続けて全く異常なし。精巣摘出が片側のみだったので、テストステロン（代表的な男性ホルモン）の値、筋力、性機能とも変わらず。ただ手術跡がケロイド状になり、3年目にステロイド注射で手当てした。

近藤先生への相談内容

1 担当医に「早期発見で転移もなく、条件がいい。精巣腫瘍は転移しやすいので、すぐ手術して、あとは経過観察だけでいいでしょう」と言われました。手術は必要ですか。

2 転移が見つかったら、治療した方がいいですか？ 放射線治療は向いていますか？

30年ほど前、母が乳がんでお世話になった縁でご相談。意外にも「放置」でなく「手術してもいい」、「血液がんと精巣腫瘍と絨毛がんは抗がん剤が効く」と教わって、びっくりしました。著書をよく読んだら、精巣腫瘍は固形がんでは大変珍しく、近藤先生が「ガイドラインに、ほぼ異存ない」と表明されているがんでした。それで「手術を受けよう。再発や転移が起きてもなんとかなりそうだ」という決心と心の支えを得ることができました。

Dr.近藤回答＋解説

●リンパ節転移がなければ「様子見」を

1 最初は放置しても手術してもよく、生存率は変わりません。切除のあとCT検査などでリンパ節転移がなければ、「様子見」を。

2 もしリンパ節転移が見つかったら他臓器に転移している可能性が高く、抗がん剤治療を勧めます。「腹部リンパ節照射」は後遺症や放射線発がんの問題があり、勧めません。

近藤先生の治療方針を実践してみて

母の乳がんの際、近藤先生に「予後を知りたい」旨手紙を書くと、慶応病院の研究室で、余命は「もって1年」などの見通しを詳しく教わり、ほぼその通りの経過をたどりました。私の場合は担当医と近藤先生の話が一致していたので、不安なく経過観察を続けています。2回対面した印象は「穏やかで患者にやさしい」。著書の過激さとは全く違う素顔でした。

証言6

精巣（睾丸）腫瘍

転移あり

S・Tさん　40代　男性

手術の半年後に腹膜転移。死を覚悟したが治った

がんを見つけたきっかけ

・2016年5月（40歳）糖質制限をして5〜6kgやせたとき、陰嚢（股間の袋）が大きく硬くなり5cm以上のシコリに触れた。K病院のエコーと血液検査で精巣腫瘍と診断。

症状・治療の経過

・2016年6月（40歳）、手術＝左精巣高位除睾術（P.112）。初発時の診断は「ステー

ジⅠ。組織型はセミノーマ（P.113）。CT検査異常なし。腫瘍マーカー正常。

・**12月** 左後腹膜（腹膜の外側）に8㎝の転移が見つかり、ステージⅡCに変わった。2017年1～4月に、抗がん剤治療BEP療法（ブレオマイシン、エトポシド、シスプラチン）4クール。1クールごとの前半は、吐き気に苦しんだ。その後5年以上、異常なし。

近藤先生への相談内容

1　妻が2014年、十二指腸がんの「疑い」段階で「膵頭十二指腸切除術」（膵頭部、胆嚢、胆道、リンパ節、神経、脂肪組織を切除する大手術）**を勧められ、近藤先生にご相談。**

2　2016年5月（40歳）、私がK病院で勧められた、精巣腫瘍の除睾術についてご相談。

3　2017年1月（41歳）、転移に対する抗がん剤治療「BEP療法」についてご相談。

妻のがんが疑われたときに読んだ関連本の中に、『患者よ、がんと闘うな』や『医者に殺されない47の心得』があり、「この医師はウソをついていない。論理的に最も正しく文章もわかりやすい」と思って、著書を8冊読破。外来を予約し、妻は苛酷な手術を免れました。

がん治療のことで信頼できるのは近藤先生だけなので、私もすぐ意見を求めました。

Dr.近藤回答＋解説

●抗がん剤で治るがんで、運が良かった

1　奥様に「膵頭十二指腸切除術はやめた方がいい」と伝え、体を傷めない最低限の内視鏡手術を選ばれて、がん細胞は出なかった。よかったですね。

2　除睾術はやってみてもいいでしょう。この手術で、病期や組織型がわかります。

3　抗がん剤で治る可能性があるがんで、運が良かった。やってみてもいいと思います。

近藤先生の治療方針を実践してみて

じかに「治療しても大丈夫」と言われて、非常に心強かった。再発して死を覚悟したときの「あなたは運が良かったね」も、「あなたは治る」という福音に聞こえて、救われました。医療界にハイエナのような人々が多すぎる時代に、近藤先生は患者を救うため忖度なく正しい情報を発信し続けた、唯一の医師に思えます。

「肺がん」「胃がん」などほとんどの固形がん

「抗がん剤」では治らないがん種

がんの「標準治療」の多くに、抗がん剤治療が入っています。ここで抗がん剤やその他の治療のリスクを理解し、延命につながる選択に役立ててください。

がんの9割に、抗がん剤は効かない

●大きながんも、微小な転移も叩けない、治せない

ここでは抗がん剤で治る率が上がらない、もしくは逆に、生存率が落ちてしまうがん種について解説します。

がんには抗がん剤。転移がんの標準治療は抗がん剤。これは常識のようになっています。実際、がんになったり再発した方の多くは、抗がん剤治療を受けていることでしょう。

しかし、がんの9割に抗がん剤は効かない。なぜそう言いきれるのか。抗がん剤の延命効果を確認する最終手段、臨床試験の結果を見ると、がんの9割を占める「固形がん」には、

ごくわずかな例外を除いて延命効果が認められないからです。

じつは1990年代には専門家たちも、抗がん剤は固形がんの進行を止められないと認めていました。ところがその後、抗がん剤が標準治療の座に格上げされると、声高に「抗がん剤には延命効果がある」「抗がん剤は標準治療」と主張し始めた。そういう経緯があります。

血液がんは抗がん剤で治る可能性がありますが、肺がん、胃がんなどの、かたまりをつくる「固形がん」はほぼ、抗がん剤では治りません。初発・再発病巣として見つかる数cmまでの比較的大きながんも、どこかにひそんでいる微小な転移も叩けないし、治せません。

「精巣（睾丸）腫瘍」や「絨毛がん」のように、転移していても抗がん剤だけで完治し得る、ごく少数の固形がん種とどこが違うのか、ある意味不思議です。

血液がんで注意すべきは「小児急性白血病」のように、抗がん剤でよく治るがん種がある一方で、同じ血液がんでも「多発性骨髄腫」など一部に、抗がん剤で治らないがん種があること。その理由は不明ですが、治らないのに強力な抗がん剤が使われるので、かえって死亡率を高めていると僕は見ています。詳しくは各がん種の項をご覧ください。

「抗がん剤」では治らない血液がん

悪性リンパ腫（濾胞性リンパ腫）

「濾胞性リンパ腫」は「悪性リンパ腫」の10～20％を占め、「MALTリンパ腫」と共に、年単位でゆるやかに進行する「低悪性度」のリンパ腫に分類されます。

標準治療

頸部や腹部のリンパ節が腫れて見つかることが多い。限局期（1～2期）の治療の選択肢は①放射線、②無治療・経過観察、③リツキサン（P.77）単独、④多剤併用抗がん剤。進行期（3～4期）は①無治療・経過観察、②リツキサン単独、③多剤併用抗がん剤、から選択。

Dr.近藤解説

限局期（特に1期）は、放射線治療で治ることがありますが、2期になると治りにくい。

進行期（3～4期）は抗がん剤で腫瘍が縮小・消失しやすいのですが、ほぼ確実に再増大してくる。それで進行期は「治らないリンパ腫」と考えられ、標準治療のなかに「治療しないで経過観察」、つまり「放置療法」期間が設けられています。

ただ血液内科医は、放置・経過観察中の定期検査で腫瘍が少しでも大きくなると、すぐに抗がん剤治療に切り替えようとする。しかも、「R－CHOP療法」(P.77)のような強力な多剤併用療法を、3週間(21日)を1コースとして6〜8コースも実施したりするのです。

これでは抗がん剤の毒性で、患者たちが早死にする可能性が高くなります。

濾胞性リンパ腫は、いくら増大しても臓器を侵さなければ死なないので、抗がん剤は1〜2コースにとどめ、「腫瘍が縮小してQOL(生活の質)が回復すればよし」と考えましょう。

進行期の場合、以下を守ればより安全に長生きすることができるはずです。


〈進行期の長生きルール〉

1 放置中に腫瘍が多少増大しても、QOLが悪化しない限り抗がん剤治療を開始しない。

2 抗がん剤は「R－CHOP療法」のような強力なものでなく、もっと弱めの方法にする。

3 1コース終わるごとに評価をして、QOLが改善したら中止する。

4 場合により自覚症状の原因になっているところに放射線を照射して、リンパ腫を縮小・消失させることで抗がん剤治療を避ける。1回2グレイ×2回ほどの照射で効果が得られる。

証言7　O・Mさん　60代　女性

濾胞性リンパ腫

10年いっさい治療せず無症状。今後も抗がん剤は避けたい

がんを見つけたきっかけ

専業主婦で、食事は栄養のバランスを考えて手作りしてきた。60歳の肺がん検診でCT検査を勧められ、M医大で「腹部に悪性リンパ腫があります」。Kがんセンターで組織検査、骨髄検査の結果「濾胞性リンパ腫ⅢA期。横隔膜の上下リンパ節領域に病変があります」。

まず「無治療経過観察＝3ヵ月ごとの血液検査で免疫グロブリン（異物の排除に働くタンパク質）などの数値を測定。半年ごとの造影剤CT。年1回のPET－CT」を勧められた。

症状・治療の経過

・2013年（60歳）　濾胞性リンパ腫と診断され、以来10年いっさい治療せず、無症状。

・2015年9月（62歳）　Kがんセンターで2年近く経過観察したとき「腫瘍量が増えつつある。悪性度の低い腫瘍も、集まると悪いものが出る可能性がある」と、抗がん剤治療を勧められたが、断った。

・2016年6月16日（63歳）　近藤先生にご相談。以来7年、無治療で様子を見ている。

勧められたのは①R－CHOP（アールチョップ）療法（リツキサン＋エンドキサン＋アドリアシン＋オンコビン＋プレドニン）8クール＋リツキサン維持療法（最大12クール）の強力路線、②リツキサン単独療法。N医療センターとT病院でセカンドオピニオンを聞くと、揃って「R－CHOP療法を始めるのは妥当」。ただ前者は「7年おきの化学療法が定石」、後者は「R－CHOP療法は6回にとどめる」。国際的な治療基準がなく、手探りのようだ。濾胞性リンパ腫の治療サイトには「症状があってもなくても、治療してもしなくても生存率は同じ」という情報もあった。

近藤先生への相談内容

1　セカンドオピニオンを受けたT病院で「低悪性度のリンパ腫に効果的と言われている、リツキサンを4クール試してみては?」と、勧められています。本当に効くのでしょうか。

2　濾胞性リンパ腫が進行して死に至るとき、どういう経過をたどりますか?

3　治療を始めるとしたら、どのタイミングで、なにを選択したらいいですか?

3つの病院で抗がん剤治療を勧められる一方、「悪性度は高くないから、急ぐ必要はない」「90歳をすぎるまで、気長につきあうつもりで」とも言われて、本当に治療が必要なのかと疑問がわき、親戚の医師に相談したら近藤先生の『がん放置療法のすすめ』を教えてくれました。読んで「たまげた!」の一言でした。革命的な内容に、衝撃を受けました。

それまで私は「お医者さんはいい人で、患者にとって一番いい治療をしてくれる」ものとのんきに信じこんでいました。手術や抗がん剤で寿命が縮むなんて、想像もしなかった。

ぜひ直接、お話を伺いたいと思い、すぐに近藤先生の外来を予約しました、

Dr.近藤回答＋解説

●お腹が張ってきたら、放射線2グレイ×2回でリンパ腫が縮小

1 今の段階で抗がん剤治療を始めることは、僕はお勧めしません。あなたと同じように、進行期（3〜4期）で体力低下などの自覚症状がない患者たちを、①抗がん剤治療をすぐ始める、②進行したら始める、の2グループに分けて経過を見た比較試験があります。生存率のグラフはピッタリ重なり、1年で10%、5年で50%が亡くなっていました。この死亡率は高すぎます。②の患者たちも、がんが少し増大するとすぐに強力な抗がん剤治療をされて、副作用で寿命を縮めたと考えられます。

2 濾胞性リンパ腫はどんなに大きくなっても、臓器を侵されなければ死ぬことはありません。あなたの尿管と腫瘍は離れているし、腎臓が侵されても、片側がひとつあれば生きていけます。死に至るのは脳にリンパ腫が発生した時だけで、それはめったに起きない。万一そうなっても苦痛はなく、すーっと意識が薄れて眠るような臨終です。

3 濾胞性リンパ腫はたいていお腹で大きくなります。もしお腹が張ってきたら、放射線2

グレイを2回照射すれば、リンパ腫が小さくなります。1回でもいいかもしれない。どうしても抗がん剤治療をやるなら、R－CHOP（アールチョップ）のような強力なのでなく、弱めのを1〜2回にしてください。腫瘍が縮小してQOLが改善したら中止した方が安全。強力な抗がん剤治療をすると、正常細胞が損なわれて寿命が縮むから、放置した方がいい。濾胞性リンパ腫はやわらかいので、組織を破壊するような成長の仕方はしません。そして治療しても、ほぼ再発する。抗がん剤はむしろ「悪性化」の誘因になるのではと、僕は思っています。このがんはいくら調べても不明な部分が多い。僕の患者さんには、放置を選び、リンパ腫があなたの10倍ぐらいになっても症状が出ていない人もいますよ。

進行期の濾胞性リンパ腫の患者さんへのアドバイスは、①抗がん剤治療をするなら、弱めの方法を選び、1コースごとに評価をして、QOLが改善したらそこで中止する、②病変が1ヵ所なら、症状が出てから放射線治療だけをして、様子を見るのが安全、③全身に広がっていたら、体力維持をはかりながら、場面ごとに治療法を検討する。要点はこの3つです。

近藤先生の治療方針を実践してみて

「治らないがん」はストレスですが、気長にうまく共生したい

近藤先生は、ほほえみながらていねいに、命を守る方法を教えてくださいました。無治療で10年、「私の体内に、本当にがんなんてあるの？」と思うほど、変化は感じられません。近藤先生のご教示には心から納得しましたが、「治らないがん」を抱えて生きるのはやはりストレスで、抗うつ剤に頼ることもあり、この病気とつきあうのは疲れます。

でも、Kがんセンターでは「90歳を過ぎるまでつきあうつもりで」、N医療センターでは「たぶん長生きできる」と言っていただいたので、気長にうまく共生しようと思います。

もしお腹が腫れてきたら、近藤先生のご助言「放射線2グレイ×2回照射」がかなう病院をさがします。「その後どんな成りゆきになっても、自己責任で受け入れます」と伝えて。

一般のがん治療医は、大手術や強い抗がん剤治療を「早く早く」と急かします。患者から「早く治療していたら」とうらまれたり、訴えられるのがこわいこともあるでしょう。治療は命がけ。自分でよく調べ、考えて、どんな結果も引き受ける覚悟で選択したいものです。

「抗がん剤」では治らない血液がん

多発性骨髄腫

骨の中の血液工場「骨髄」で、「骨髄腫細胞」が増殖。赤血球、白血球、血小板がつくられなくなり、貧血、出血傾向、骨の破壊による骨痛などが生じます。

標準治療

「多発性骨髄腫」と診断されても、くすぶり型（無症候性＝症状や臓器障害がない）なら治療を始めない。高カルシウム血症、腎不全、貧血、骨病変のうちひとつ以上がある「症候性」では抗がん剤治療を開始する。「自家造血幹細胞移植」の適応の有無で治療方針が分かれる。

Dr.近藤解説

多発性骨髄腫への主な対処法は、①骨痛などの自覚症状をやわらげることに徹する「緩和ケア」、②抗がん剤や分子標的薬による治療、③大量の抗がん剤を用いる「自家造血幹細胞移植」。しかし③をしても治らない、というのが医学の専門家たちの共通認識です。

「抗がん剤のみ」でも、「大量の抗がん剤＋自家造血幹細胞移植」をしても生存率は同じ。これは世界各国の比較試験で結果が出て、日本の「診療ガイドライン」にも書かれています。なのになぜ、①副作用が強く、②治療死する危険性があり、③延命効果がなく、④治療後の生活の質も（後遺症の神経障害などで）非常に悪い「自家移植」が標準治療とされているのか。

「自家造血幹細胞移植」は患者さんが一度は死に瀕します。それを乗り切ることは内科医にとって、やりがいのある大事業であることは確かです。また近年は、1コース50～100万円かかる分子標的薬「ベルケイド」や「レブラミド」が使われています。自家移植を増やすほど病院経営はうるおい、担当医は病院内や学会内で大きな顔ができるわけです。

しかし、たとえばベルケイドが薬として承認される根拠になった比較試験。その結果を精査すると、全被験者のうち死んでいるはずの約10％を、「生存」扱いにしていました。計算し直した研究では、ベルケイド不使用患者たちと、生存率は変わりませんでした。完全寛解率は高くなるようですが、治療内容が強力になる分、副作用死が増えると考えられます。

多発性骨髄腫は、ほかの「治らないがん」と同じく、治療を受けずに緩和ケアに徹しても生存率は変わらないと思われます。骨痛には放射線治療が効くことも覚えておいてください。

証言8 多発性骨髄腫（たはつせいこつずいしゅ）　M・Yさん　70代　女性

血液の状態が回復したら抗がん剤治療をストップしてもらえた

がんを見つけたきっかけ

・2019年8月（75歳） 外を歩くと目がチカチカして、息切れしやすく、心臓や肩先のあたりに刺すような痛みを感じるようになった。

かかりつけ医を受診すると、貧血でヘモグロビン値7（高齢者は11g／dℓ以下で貧血。7以下で輸血を検討）。「造血剤の注射や輸血もできるから、しばらく様子をみましょう」と言われたが、私は心配で、J病院に紹介状を書いていただいた。

症状・治療の経過

・**2019年8月（75歳）**　J病院で血液、尿、骨髄、骨エックス線、CT、MRIなどの検査を受け「多発性骨髄腫ステージ3」（国際分類のI～III期中、最も進行）と診断。血液中の白血球から取り出した染色体の画像では1、5、13、17番が壊れていた。とりわけ17番の欠失（ちぎれて欠如）は、高リスクの染色体異常とのこと。また、血液中のマーカー「免疫ブログリン遊離L鎖カッパー／ラムダ比」の正常比率は1：1だが、私の比率は「メチャメチャ」で、胸の骨には1ヵ所、溶けているような所見もあると、主治医に言われた。

・**10月**　4種類の抗がん剤を組み合わせた化学療法DMPB（ダラザレックス＋アルケラン＋ベルケイド＋プレドニン）を開始。

・**2020年1月6日（75歳）**　近藤先生にご相談。自己判断で治療を続行。

・**5月**　予定より数ヵ月早く治療終了。血液の状態は元に戻り（完全寛解）、ヘモグロビン値も10まで回復。主治医からは「この病気は10年以内に必ず再発するが、サリドマイド系の薬でまた治療できる」と言われた。それから3年、貧血にもならず普通に生活。

近藤先生への相談内容

1　多発性骨髄腫ステージ3と言われていますが、平均的な余命は？

2　4種類の抗がん剤による化学療法DMPBを12週間受けたところで、主治医から「あと48週間。ただ自分だったら、血液の状態が元に戻ったら、抗がん剤治療はストップします」と言われたので、「私も途中で切り上げてもらえるかもしれない。いい先生に出会った」と感じています。主治医の治療方針は、適切でしょうか。

3　これから私の体は、どうなっていくことが考えられますか？　骨の痛みがひどくなったら、どうしたらいいですか？

「乳房温存療法」を提唱された1980年代から近藤先生を存じ上げ、信頼してきて、ネットで渋谷の外来のことを知りました。抗がん剤治療の途中で「長く続けて大丈夫なのだろうか」と思い、自分の体がこれからどうなるのかも知りたくなりました。

長年の近藤先生ファンとしてお目にかかりたいとも思い、遅ればせながら受診しました。

Dr.近藤回答＋解説

●月単位で生存率が落ちていく一方、10年後も生存の可能性がある

1 データが少ないのですが、ステージ3の場合、月単位で生存率が落ちていく一方、10年後も生存されている患者さんもいます。多発性骨髄腫全体の5年生存率は、40〜50%です。

2 血液内科医は普通、抗がん剤治療をとことんやりたがるので、「自分なら、血液の状態が回復したらやめる」と患者に伝える医師は珍しい。方針に従っていいと思います。ただ、僕なら4剤でなく、従来のアルケランとプレドニンの2剤でいきます。新しく標準治療に使われ始めたダラザレックス、ベルケイドとの組み合わせについて、信頼できる治療効果のデータがないから。1年後に、効果がガタッと落ちるリスクがあります。

3 進行すると骨の破壊が進み、体のあちこちに骨の痛みが出ます。放射線治療の「除痛」効果は薬剤より強く、副作用もほとんどないので、放射線治療を検討してください。ほかに起きやすいのは貧血、鼻血や歯ぐきからの出血、肺炎や敗血症などの感染症や、免疫グロブリン（異物を排除する働きを持つタンパク質）の産出による腎障害などです。

Mさんが受けている「抗がん剤のみ」の治療に、延命効果があるのか。

これについては、①緩和ケアに徹したグループ、②抗がん剤治療グループを比べた比較試験は存在しません。50年ほど前「多発性骨髄腫に対する抗がん剤に延命効果がある」と思いこんだ医師たちが、いきなり抗がん剤治療を開始したからです。


最初は「メルファラン」という抗がん剤と、ステロイド剤の「プレドニン」を併用する「MP療法」が標準治療になりました。（ステロイドは血液がん細胞を減らすことがあり、その場合「抗がん剤」として使われる。悪性リンパ腫のCHOP（チョップ）療法にも、ステロイドが使われる）。

その後、抗がん剤の種類や数などを変えて「MP療法」と比べる「比較試験」が、いくつも実施されました。しかし結果はすべて「生存期間に違いなし」。新たな方法によって完全寛解率は向上するのですが、副作用が強いため治療死も増えて、生存期間は延びなかった。

この結果は①抗がん剤のみ、と②大量の抗がん剤＋自家造血幹細胞移植、の比較試験（P.129）でも同じで、治療内容が強力になり「完全寛解率」が上がると、副作用死も増えていました。それで僕は、多発性骨髄腫に対する抗がん剤治療の延命効果を認めがたいのです。

近藤先生の治療方針を実践してみて

「固形がんではないから、放置療法の対象ではない」と自己判断

実際の近藤先生は、著書の過激なタッチと全く違うやさしい雰囲気で、「慶應ボーイ」のイメージ。製薬会社主導のデータを示して、新薬の疑わしい点を説明してくださいました。強く「こうした方がいい」とお勧めされたことはなかったので、直感で4種類の抗がん剤治療を続けました。副作用が軽くて下痢程度だったこともあり、「私の場合は固形がんではないから、放置療法の対象ではない。今の治療を続けていいだろう」と自己判断しました。

多発性骨髄腫は免疫細胞の仲間の血液細胞が「がん化」した病気なので、感染症にかかりやすいそうです。抗がん剤治療と新型コロナ禍が重なったので、家でゆっくり過ごしました。「必ず再発する」と主治医に言われましたが、もうすぐ80歳。再発時の治療法はあるので、また治療して寛解して、まもなく死んでもちっとも困らないわ…と、のんきに考えています。

実は2歳上の兄も同じ病気で、同じDMPB療法を1年受けたのに改善していません。4歳下の弟も軽症の多発性骨髄腫。家族性のがんなのか、近藤先生に伺ってみたかったです。

悪性脳腫瘍（グリオブラストーマ＝膠芽腫）

脳腫瘍の組織型は多様なので、ここでは患者数の多いグリオブラストーマ（膠芽腫）を取り上げます。最も悪性度が高く、治療が難しいがんです。

標準治療

腫瘍が脳の右側にできると左側の手足に不具合が起きるなど、症状は反対側に出る。脳の前方の「前頭葉」にできると、人格変化や記憶障害などが生じる。頭蓋骨の一部を切ってはずす「開頭術」で腫瘍とその周囲を切除し、術後さらに、放射線と抗がん剤で治療する。

Dr.近藤解説

グリオブラストーマは基本的に治ることがなく、標準治療を受けた患者さんたちの大半は2年以内に亡くなります。これが出発点です。

ＣＴやＭＲＩでほぼ診断できます。どうしても組織を確かめたい場合は、頭蓋骨に小穴をあけて組織を取る方法もある。しかし、開頭手術に同意するとがんも切除されてしまいます。グリオブラストーマは正常な脳組織に浸みこむように広がっているので、手術すると正常に活動しているはずの脳細胞も摘出され、神経症状はほぼ確実に悪化します。だから「開頭手術を受ける意味はない」と、僕は考えています。

放射線治療は、腫瘍を小さくする目的で、受けてもいいかもしれません。受けるか否かの判断基準は「自覚症状が改善しそうかどうか」。つまり目的は緩和ケアですが、症状をやわらげることに成功しても、照射部位にはたいていがん細胞が残っていて、再増大してきます。ですから、「放射線治療を受けない」という判断もあり得ると思います。

また、標準治療で使われている抗がん剤「テモダール」と「アバスチン」はそれぞれ嘔吐、手足のしびれなど副作用がひどく、生活の質（ＱＯＬ）が必ず落ちます。

自覚症状がなく、脳ドックで見つかった場合は、自覚症状が出てくるまでに、かなり時間がかかる可能性があります。少なくとも自覚症状がないなら、なにも治療しないでいる方が、ＱＯＬを保ったまま少しでも長生きできるでしょう。

証言9　S・Mさん　60代　女性

グリオブラストーマ（膠芽腫（こうがしゅ））

抗がん剤治療は「4クールでやめます」と病院に伝えた

がんを見つけたきっかけ

専業主婦で大病は未経験。飲酒や喫煙はしないが、特に健康に気を使う方ではなかった。

・2021年（60歳）夏に入って「文字がうまく書けない」「右手が少し震える」「ふらふらしたり、歩行時によく人とぶつかる」など、日常動作に異変が次々に起きた。視野も狭くなり、もの忘れも多くなったので、10月に近所の脳神経外科を受診した。CT検査で左側頭葉に病変が見つかり、紹介先のJ大学病院に10月15日入院。

症状・治療の経過

・**2021年10月22日（60歳）** 開頭手術で左側頭開頭腫瘍を摘出。診断は「左後頭葉腫瘍ステージ4（膠芽腫。グリオブラストーマ）」。脳梁膨大部（のうりょうぼうだいぶ）（左右の大脳半球をつなぐ脳梁の後部）の腫瘍は摘出できず。翌日のCT、MRI、脳血管造影の各検査では「経過良好」。ICU（集中治療室）から一般病棟へ。術前のふらつきや右手の震えは改善し、11月3日退院。

・**11月4日** 近藤先生にご相談。抗がん剤は避けることにした。

・**11月〜12月** 外科手術のあと単独の放射線治療を始めると、手術前の症状は消えた。担当医が「今後の放射線治療は、抗がん剤を4〜5クールはやっていただかないとできません」。子どもたちの強い希望もあり、テモダールを4クール（5日間服用＋23日休薬を4回）だけやって、その後の抗がん剤治療は断った。放射線は1回2グレイで合計60グレイ。

・**2022年7月（61歳）** 通院が体力的に厳しいので、在宅での訪問治療に切り替えた。

・**2023年1月（61歳）** ふらつき、もの忘れなどの症状がまた出始めたので、サイバーナイフ（ロボットアームに放射線照射装置を搭載した、ピンポイント照射装置）での単独治療を検討。

近藤先生への相談内容

1　グリオブラストーマは「最悪の脳腫瘍」で、「発症からの生存期間中央値（患者の50％が亡くなる期間）は約1年」と、検索したサイトにありました。これは事実ですか？

2　手術後に担当医から「標準治療は化学放射線療法（放射線治療と並行で抗がん剤テモダールを42日間服用。あとは毎月5日間服用、23日休薬を続ける）。やらないと死ぬよ」と脅されて、「言われるままの治療を選んでいいのか。医療界と対極に近い考えをお持ちの近藤先生の意見を聞きたい」と思い立ちました。化学放射線療法は必要でしょうか。

夫が歯科医で、近藤先生が「乳房温存療法」を日本に広め始めた1980年代から、新聞記事などを読んで注目していました。一般的に行われているがん治療に夫婦で疑問を感じていたこともあり、夫が私に代わって相談に行ってくれました。

担当医の「死ぬよ」という暴言に傷つき、理学療法士に打ち明けたら、匿名で病院側に伝えてくれて、担当医は言葉に気を使うようになった気がします。伝えることは大事ですね。

Dr.近藤回答＋解説

●脳に放射線を照射したあとの抗がん剤でボケやすい

1　本当のことを知りたくていらしたのですから、ありのままをお伝えます。確かにグリオブラストーマは脳腫瘍の中で最もやっかいで、経過が大変厳しい。手術、放射線、抗がん剤を組み合わせて治療してもすぐ亡くなることも多く、10年後の生存率はゼロに近い。治療して腫瘍を取り除いたり、縮小しても、腫瘍細胞はMRIで写らないところにも入り込んでいて、必ず再発してきます。治療の延命効果は不明なのに、リスクは大きい。手術、放射線、抗がん剤を問わず、治療を始めたとたん手足のマヒ、言葉が出なくなる、ボケ症状などが出た患者さんを、僕は何人も知っています。知人の脳外科医は、自身のグリオブラストーマを手術と放射線で治療してすぐ再発。重い脳機能障害が出るのを承知で再手術し、間もなく亡くなりました。僕なら最初の手術も受けなかった。

残された貴重な日々がだいなしにならないよう、慎重に治療を選択してください。

2　がん治療医はしょっちゅう「今すぐこの治療をやらないと死ぬよ」と、患者さんをひどい言葉で脅します。でもそれは、患者を治療に追いこむための出まかせか、単なる思いこみ。グリオブラストーマの化学放射線療法も、延命効果は不明です。

文春ムックの『僕はあなたを「がん治療」で死なせるわけにはいかない』で、詳しく解説しています。化学放射線療法の比較試験の3つのグラフも載せて、インチキを指摘し、「テモダール、アバスチンに延命効果はない」ことを明らかにしています。

脳に放射線を照射したあと抗がん剤治療を受けると、重篤な脳障害が起きて、たちまちボケてしまう人も多い。慶應時代の僕の患者さんは、放射線治療のあとテモダールを飲み始め、続いてアバスチンの注射をされた当日にボケて要介護状態になりました。

脳の血管には関所の「血液脳関門」があり、有毒物質が脳細胞に入るのを防いでいます。が、放射線で関所が破壊されるので、猛毒の抗がん剤がとめどなく脳細胞に流れ込むことになる。すべての脳腫瘍に対して、放射線治療後の抗がん剤治療は「絶対的禁忌」と言えます。治療を受けるなら放射線治療だけにして、腫瘍と周辺の「局所照射」を選ぶことをお勧めします。

近藤先生の治療方針を実践してみて

●化学放射線治療に突入しなくてよかった。治療を選べる時代を望む

化学放射線治療に突入しなくてよかったと、近藤先生に感謝しています。

外来には夫が行ってくれました。近藤先生はまず、予後の厳しさを包み隠さず話してくださり、「抗がん剤は毒」だとおっしゃった。生存率などのデータには数々のインチキがあると、抗がん剤の比較試験のグラフを示しながら、詳しく教えてくださったそうです。

夫が「帰りぎわ、椅子から立ち上がって来られて、『がんばってください』と手を握ってくださった。最初の率直な説明も含めて、本当に温かい先生だ。欧米の文献もきちんと読みこみ、自分の頭で考えて話をされる医師は貴重。説得力がある」と、感激していました。

身の回りで、抗がん剤で苦しみ、体調をこわす人を多く見かけます。「異端」と言われる近藤先生のご意見の方が、正統に見えます。がんと診断された時、担当医に「外科手術以外に方法はないのか。標準治療しか選べないのか」。そういうことを聞くチャンスがあって、いくつかの選択肢を示していただける時代がきたらいいなと思います。

舌がん

「抗がん剤」では治らない固形がん

舌の側縁部に、硬く痛みのない腫瘍ができます。患者数が多い1期（腫瘍が2㎝以下、リンパ節転移なし）と2期（腫瘍が2～4㎝、リンパ節転移なし）で説明します。

標準治療

〈手術〉 1期も2期も患部を含む「舌の部分切除」や「舌の半側切除」を実施。検査でリンパ節転移がなくても「再発予防」と称し、がんと同じ側の頸部リンパ節が切除されやすい。

〈放射線治療〉 放射線が出る針や粒子を使う「小線源治療」があるが、行う病院が少ない。

Dr.近藤解説

結論を先に言うと、舌がん1期、2期で治療を受けると決めたら、「小線源放射線治療」をしている病院を探すことがポイントです。実施している病院は全国でも10ヵ所未満。「小線源治療を受けられる施設　口腔がん」でネット検索すると見つかるはずです。

なぜ手術でなく、放射線治療をお勧めするのか。手術の後遺症がひどいからです。

・舌を切り取れば、咀嚼（そしゃく）（食物を噛みくだく）、嚥下（えんげ）（飲みこむ）、会話の機能が確実に悪化し、誤嚥性（ごえんせい）肺炎（食べかすなどが誤って気管に入って発症する肺炎）などで死亡することもある。
・舌再建術で移植された筋肉は動かないので、会話機能などは改善しにくい。
・言葉が不明瞭になって他人には聞きとりにくく、公務員以外は仕事を失いやすい。
・リンパ節郭清（かくせい）をされると肩が上がらない、首がよく動かないなどの後遺症に苦しむ。

手術をすると、転移がひそむ「本物のがん」の場合、がんが暴れだす心配もあります。

一方、手術と小線源治療の、生存期間や生存率は同じです。そして小線源治療では、咀嚼、嚥下、会話機能の低下は起きません。通常の「外部照射」と違って、小線源治療では放射線が出る線源（金属製の小さな針や粒）を、患部に一時的に埋めこむなどして照射します。外部照射よりがんに対する効果が強力で、後遺症が少ないというメリットがあります。

外部照射は簡便ですが、舌がんでは再発しやすいので、受けないほうがいい。

日本では、全患者の9割に手術が行われています。舌がんを見つけるのは歯科医や耳鼻科医なので、がん専門病院や大学病院の手術医に紹介され、手術に誘導されてしまうのです。

証言10　舌（ぜつ）がん

T・Kさん　50代　女性

3人の医師から「すぐ手術しないと数ヵ月で死ぬ」。切らずに5年無事

がんを見つけたきっかけ

専業主婦として「家族にしっかり栄養を」と心がけてきた。週に何回か、半箱ほど喫煙。

・**2017年10月（54歳）** 初めて行った歯医者さんで「舌によくない症状の、口内炎のような病変がある。至急、大学病院の受診を」と、N大学歯学部附属病院への紹介状をいただいた。同病院の診察と生検で「右の舌、右頬粘膜、右下の歯肉の3ヵ所に腫瘍がある。舌がんステージ4」と診断。そこから、最適な治療法を自分なりに探して何回も転院した。

症状・治療の経過

・**2017年11月（54歳）**　N大学歯学部附属病院で「当院は手術が先になるから」とA病院頭頸科を紹介された。担当医に抗がん剤や放射線、漢方治療の可能性を聞いたが「この症例は外科手術しかない。漢方なんかで治るわけない」。私の希望とズレが大きすぎたので、退散した。自分で調べて、Y病院歯学部の「超選択式動注療法」（がん組織に栄養を送る動脈に直接、抗がん剤を注入し、同時に放射線を照射）を見つけて、転院することにした。

・**12月2日**　近藤先生にご相談。放置か、「放射線で少し焼いてもらいなさい」と助言。

・**12月～2018年1月9日（54歳）**　当時、Y大学病院が主導していた「超選択的動注化学療法」を受けるための検査を行い、1月中旬の治療開始が決定。しかしO大学病院のM教授が提唱する〝舌がんを切らずに治す放射線治療〟を知って、入院前日にキャンセル。

・**1月15日**　O大学病院のM教授の診察を受ける。「私がリスペクトするT大学附属病院のM教授が、小線源治療という放射線治療を行っている。そちらの方が通いやすいのでは」

・**1月19日～3月25日**　T大学病院 M教授の診察を受け、3月18日～25日、小線源治療。

近藤先生への相談内容

1　3人の医師から「すぐ手術をしないと数ヵ月で死ぬ」と言われました。本当ですか。

2　転移している可能性はありますか？

3　手術以外の治療法はありますか。

以前、テレビ番組「金スマ」に近藤先生がゲスト出演され、「がんもどき」について語られていたシーンが、強く脳裏に残っていました。自分ががんになり、3人の医師から「手術以外の方法はない。手術で舌と顔の半分を失う。放置すれば数ヵ月後には命にかかわる、取り返しのつかないことが起きる」と言われた恐怖で思考停止して、闇をさまよっていました。

自分で納得のいく治療法が見つからず、「手術するぐらいなら死んだ方がましだ」と思った時「近藤先生に相談したら、新しい治療方法や妙策が見つかるかも」と、ひらめきました。同行した主人と一緒に、ほかの医師とは全く違うセカンドオピニオンを伺いました。

この先の治療の方向性が開けていく気がして、肩の力が抜けていくのを実感しました。

Dr.近藤回答＋解説

●手術で舌も顔も大きく切られたら、精神的に参ってしまう

1 手術はしない方がいいです。しなくても死にません。外科手術で舌も顔も大きく切られたら、女性は特に、精神的に参ってしまう。鏡を見ることも、外に出ることもできなくなり、人生が変わってしまいます。

2 あなたの舌がんは上皮（表面を覆う細胞）にとどまるタイプで、深部には浸潤しない「がんもどき」です。転移能力がないので、放置しても死ぬ心配はありません。

3 一番いいのは、このまま治療せず、ストレスをためず、笑って暮らすことですが、がんがどうしても気になるようなら、放射線でちょこっと焼いてもらいなさい。

舌がんの放射線治療を望まれる患者さんは、「小線源（しょうせんげん）治療」を選んでください。

通常の放射線治療は、リニアック（高エネルギーのエックス線を発生させる装置）などによる、体の外からの「外部照射」です。離れた「線源」から放射線を出して、患部に照射します。

一方、小線源治療は、放射線が出る小さな線源を金属の針や粒に密封し、患部に埋め込むなどして照射します。それで外照射より効果が強力で、後遺症は少なくなります。

外部照射による舌がん治療は再発しやすく、陽子線・重粒子線・サイバーナイフなどでの「ピンポイント照射」も、効果は不安定でひどい後遺症が生じやすいので避けてください。

それから、「予防的」と称して「リンパ節郭清」を勧められたら断ること。リンパ節をごっそり取るこの手術は無意味な上、生活の質（ＱＯＬ）を大きく落とします。もしリンパ節転移が確実なら、「郭清」によって、がんが暴れだす恐れもあるので、慎重にご検討ください。

また、小さい舌がんの手術を局所麻酔で受けたあとに「切除した組織を調べたら、取り残した可能性がある。全身麻酔で大きめに再切除しましょう」と、必ず再発するかのように言われたら、様子を見るか、小線源治療にしてください。再発しないことの方が多いのです。

舌は筋肉のかたまりで再生しないので、大きく切ると一生ろれつが回らなくなりやすい。小線源治療なら治る率は手術と変わらず、舌は丸ごと残るのですが、それを教えると手術を受ける患者がいなくなるので、外科医は教えてくれません。自分でよく調べましょう。

近藤先生の治療方針を実践してみて

●小線源治療から5年、再発もなく、容姿も変わることなく元気です

小線源治療から5年たち、2023年になっても、がんの転移も再発もなく、容姿も変わることなく元気に生きています。私のがんは痛みがなかったので、のんきに「口内炎だろう」と思っていました。ところが唐突に「舌の半分と共に顔の半分も、切除・再建によって変形する手術が必要」という、絶体絶命的な告知を言い放たれた。あまりに大きい転換でした。

近藤先生は「患者自身がどう治療したいのか」を、よく聞いてくださいました。私が「絶対に、舌を切る手術以外で治したい」と言うと、ご自分の人差し指を私の舌の上に当てて、1㎜ずつゆっくりとゆっくりと這わせるように、患部の感触を確かめられました。続いて私の口内全体を指でご確認。まるで神の指が、がんの進行度合いを見定めているように。

その「患者の心に寄り添った姿勢」や、医師としての長年の経験が宿った職人肌の触診に、大きな使命感を感じました。近藤先生があの時、残して下さった「笑って暮らせ」というアドバイスが、私の永遠のバイブルになりました。

「抗がん剤」では治らない固形がん

中咽頭がん

中咽頭は口を開けると突きあたりに見える部位。上方は「軟口蓋」（のどちんこ）、前に「舌の根部（舌根）」、側方に扁桃腺があり、咀嚼、嚥下、発声を司ります。

標準治療

〈手術〉 正常組織も含めて広めに、下あごの骨、舌、喉頭なども切除されることもある。

〈放射線治療〉 唾液腺障害を避けるため「強度変調放射線治療＝ＩＭＲＴ（P.58）」を実施。

〈化学放射線治療〉 放射線の治療効果を上げるため、抗がん剤の併用も盛ん。

Dr.近藤解説

中咽頭は咀嚼、嚥下、発声という重要機能を司っているので、手術の後遺症は甚大です。

下あごの骨が切除されれば口の開閉や、食べものを噛みくだいて飲みこむことが不自由になる。舌を切除されると会話もしにくくなり、誤嚥性肺炎で亡くなることもあります。

喉頭の全摘出ケースでは、声帯が切除されるので自然な発声が不可能になります。

下咽頭を切除すると食物の通り道が分断されるので、開腹して小腸の一部を切除し、のどに移植する手術を行います。のどの下方に穴をあけて、呼吸用の空気を出し入れする「永久人工気管孔」をつくった場合は、水が一滴でも入るとむせるので入浴にも気を使います。

頸部のリンパ節郭清も、痛み、神経マヒ、つらい肩コリなどの後遺症がひどい。

従って、治療を受けるのなら放射線の方が優れているはずです。しかし、照射の仕方によっては唾液がよく分泌されなくなり、口内が渇いて大変なことになります。

ＩＭＲＴ（強度変調放射線治療。P.58）の導入で後遺症は減ったはずですが、各病院の照射法がわからないので保証はできかねます。放射線治療にも「賭け」の要素があるのです。

中咽頭がんの放射線治療でも、抗がん剤を足す「化学放射線療法」が流行していますが、多くの「比較試験」の結果を解析した研究では、抗がん剤を加えても加えなくても、治る確率は同じでした（Lancet 2000;355:949）。抗がん剤を加えると、嚥下が困難になって「胃ろう（P.201）」になるなど、副作用がはなはだしい。放射線だけにすることをお勧めします。

その場合、放射線治療医に直接「抗がん剤の併用はイヤだ」と、キッパリ言ってください。

証言11

中咽頭(ちゅういんとう)がん（HPV関連）

S・Kさん　60代　男性

61歳の初健診で、のどに大きなシコリ発見。放射線単独治療で5年元気

がんを見つけたきっかけ

肉が好きで、300gのステーキを昼夜食べることも多かった。酒は毎日ワインなら2〜3杯。野菜や魚はほぼ食べず、持病は痛風と逆流性食道炎。身長171cmで体重が82kgあった。体力に自信があり、自分でつくった会社の仕事にも追われて健康には無頓着だった。

・**2018年5月（61歳）** 生まれて初めて区の無料健診を受けたら、のどに大きなシコリが見つかった。自覚症状はなかった。

症状・治療の経過

・２０１８年８月（61歳）　健診クリニックの紹介で、大病院の耳鼻咽喉科でＣＴ検査と生検を受けた。診断は「咽頭がんステージ３か４。大きさ５㎝。左リンパに転移の可能性あり」「うちはがん治療ができないから、がんセンターに行って、１日も早く治療を開始すべき」。

・８月25日　近藤先生にご相談してまさに腑に落ち、放置して様子を見ることに。その後２年間、近藤先生に「体力が大事。やせない方がいい」と言われたのを勝手に拡大解釈して「食べたいものを好きなだけ食べる」ことに決めて、肉も今まで以上に食べ続けた。

・２０２０年３月（63歳）　暴飲暴食がたたり、心筋梗塞で大学病院に救急搬送。

・６月　血液サラサラの薬（抗血栓薬）が引き金で、咽頭がんから結構な出血。３回輸血。

・７月　主治医にがんを報告。「中咽頭がんステージ３」の診断。止血のため４日間、抗がん剤治療（フルオロウラシル、カルボプラチン）。がんが半分に縮み、喉の出血も落ち着いた。

・７月〜９月　放射線単独治療を、主治医が承諾してくれた。１回２グレイ×35回＝計70グレイ。近藤先生の本に書いてあった線量のマックス（最大限）だった。終了後は異変なし。

近藤先生への相談内容

1　主治医から「3ヵ月入院して手術と抗がん剤をしないと根治できない」と言われましたが、自覚症状がなく気力・体力も充実しているので「様子見」の相談にまいりました。

2　健診による早期発見・早期治療は本当に、「百害あって一利なし」なのでしょうか。

3　自分のがんと、今後どうつきあっていったらいいか、アドバイスをお願いします。

4　食事の注意点はありますか（近藤先生に、痛風のことは伝えなかった）。

主治医には、近藤先生のセカンドオピニオンを受けたことは言わなかった。でも気づいていたと思います。主治医の治療方針を聞きながら「近藤先生の考え方の方が真理に近い」と感じて、「痛みが出たら痛みを消せばいい。放射線治療だけ受けよう」と思いました。妻が「手術も抗がん剤も受ける意志はありません」と、主治医に言ってくれたことにも感謝です。

医師にはそれぞれの信念があり、プライドも高い。主治医に勧められた治療を断り、自分の望む治療をかなえるためには、神経戦のようなかけひきが必要だと痛感しました。

Dr.近藤回答＋解説

●「自覚症状がないから様子を見る」という判断は賢明

1 自覚症状がないから様子を見る、という判断は賢明です。あなたのがんはウイルス性（ＨＰＶ＝ヒトパピローマウイルス）で、めったに再発しないタイプ。気を楽にしてください。

2 人間ドックでがんを「早期発見」され、治療に突入して早死にした人が、著名人にも大勢います。18代目・中村勘三郎さん、元横綱・千代の富士さん、女優の川島なお美さん……。がんを早く見つけて治療すれば治せる。これは医療界がつくりあげた幻想です。欧米で、健康診断を「受けた人」「受けなかった人」の比較試験をまとめて解析した結果を見ても、がん、心臓病、脳卒中のどれも「健診で早く見つけたから寿命が延びた」と証明できたケースはゼロ。「健診を受けた人たちの方が早死にした」という報告は、いくつもあります。症状もないのに病人にされて、無用の検査や投薬、手術で心身を痛めやすいからです。日本は世界一の「医療被曝」大国で、ＣＴ検査でがんを招くリスクも高いのです。

3 あなたがこれから、一番安全にラクに長生きする方法は「夜も眠れないほどつらい症状が起きない限り、医者に近づかない。検査も健康診断も受けない」「うかつに手術をしない。抗がん剤を打たない。治療を考えるなら放射線単独にする」「痛みが出たら、その痛みだけを取る方法を考える」。ご自身の身に備わった抵抗力を信じて、なるべく体を傷つけないこと、過剰な薬剤などで負担をかけないことを心がけてください。

4 がん患者は、玄米菜食のような「やせる」食事療法に走りやすいけれど、それは自殺行為。断食なんて、もってのほかです。がんは正常細胞をかき分けるようにして広がるから、丈夫な正常細胞こそが、がんの最強の防波堤です。僕は「がんになったら少し太りなさい」と言っています。好きなものをたくさん食べて、体力を維持してください。

咽頭とは鼻の奥から食道までの範囲で上咽頭、中咽頭、下咽頭に分かれます。それぞれにがんが生じます。中咽頭がんの主な原因は飲酒・喫煙ですが、皮膚や粘膜の細胞を介して人から人へ接触感染する、ヒトパピローマウイルス（ＨＰＶ）によって生じる場合もあります。ＨＰＶ由来の場合、飲酒・喫煙が原因の中咽頭がんより、はるかに予後が良好です。

近藤先生の治療方針を実践してみて

●診断から5年、手術と抗がん剤はきっぱり断り、体調は良好です

中咽頭がんと診断されて5年、体調はとてもよく、近藤先生に心から感謝しています。がん治療は、頭頸部のがんなら「手術によって声帯を失わないか。食事は摂れるのか」、など「今までの生活がどこまで保障され得るか」も必ず自分で調べ、悔いのない決断をしてください。「手術と抗がん剤の標準治療が一番」と、信じきっている医師が多すぎるので。

近藤先生の第一印象は「元気な人。のびのびとわが道を究める自由人」。背が高く、がっしりした体格で「体力を失わないように、僕も好きなものや甘いものをよく食べているよ。あんパンもよく食べます」と、気さくにおっしゃったことが、印象に残っています。

心筋梗塞の治療薬が誘引となり、のどから結構な出血があった時はさすがに不安でした。主治医の方針は「まず手術してから抗がん剤を3ヵ月、毎日投与」でしたが、近藤先生に「放射線単独治療が最も安全。抗がん剤の併用はイヤだときっぱり断りなさい」と言われた通りにできました。先生の急逝は本当にショックですが、信念は、確かに受け取りました。

証言12

中咽頭がん（HPV関連）

K・Kさん　60代　男性

がんが急に大きくなり、抗がん剤なしで放射線治療。見事に縮小

がんを見つけたきっかけ

40代から高血圧、50代から糖尿病、また心不全の持病もあり、薬も多種服用してきた。不規則なドライバー生活が長く、よく飲み歩き、徹夜マージャンもしていた。

・2021年11月（67歳）　この頃からのどの右側に違和感を感じ始めた。翌22年1月、近くの耳鼻科を受診した。炎症を抑える薬を処方されたが、改善しなかった。

・2022年2月（68歳）　Aクリニックで「がんの疑いがある」と言われ、F総合病院へ。

症状・治療の経過

・**2022年2月(68歳)** F総合病院で、MRI、PET、胃カメラ検査、生検などの結果「右中咽頭がん(粘膜組織から生じた扁平上皮がん)3㎝。ステージ1。リンパ節などへの転移はなし。HPV(ヒトパピローマウイルス)感染が原因」と診断。「手術を勧めるが、うちは耳鼻咽喉科がないから」と、Y大学病院を紹介された。
手術以外の治療法も検討したかったので、セカンドオピニオン用の検査データを依頼したら「Y大学病院を受診しないと出せない」。Y大学病院の説明は「手術ありき」で、外科を予約させられた。F総合病院で検査データをもらい、Y大学病院の外科予約はキャンセル。

・**3月19日** 近藤先生にご相談。様子を見ることにした。

・**12月7日~2023年1月30日** ご相談から9ヵ月放置したあと、がんがのどを塞ぎそうな勢いで大きくなってきたので、抗がん剤は併用しない、放射線単独の治療をI病院で受けた。合計線量60グレイ/29回。治療中はのどの炎症がひどく痛んだが、がんは見事に縮小した。

近藤先生への相談内容

1　手術の必要がありますか。手術した場合、どんな後遺症や経過が考えられますか。
2　手術をしないと、どういう状態になりますか。
3　抗がん剤は拒否しますが、放射線治療はいかがでしょう。

Ｆ総合病院とＹ大学病院では「放置したら、それはそれは、大変なことになります。がんが肥大して血や膿がダラダラ出てきて、臭いもすごい。臭くてしょうがないですよ」。手術以外の方法を聞いても取りあってくれず、Ｙ大学病院では「１回目の手術の時、放射線はかけません。再発した時、２度は放射線をかけられませんから」。つまり、手術しても再発しやすいことを前提にしている説明で、大きな疑問を感じた。

妻の友人が、Ｙ大学病院で医者に言われるまま次から次にがんの手術を受けて、３年半で亡くなったことも思い出した。「この治療をした方がいい」とはおっしゃらなかったので、「治療しても、しなくても難しいのだろう」と受け取った。

Dr.近藤回答＋解説

●手術は論外。放射線治療は、当て方や線量に要注意

1 手術は論外です。中咽頭は「食べものを噛み砕いてゴックンと飲みこむ」「発声」などの、重要な機能を支えています。手術では下あごの骨や声帯を切除されることも多く、食事するのもしゃべるのも不自由になるなど、後遺症がひどすぎる。さらに術後、別のところに再発することも珍しくないんです。

2 手術しないと、がんが大きくなることがありますが、がんは毒を出すわけではないので、大きくなっただけでは死にません。症状が出てきてから対処法を考えれば間に合います。

3 抗がん剤は無意味だから、断るのは正解。放射線単独で治療をすると、後遺症は手術に比べれば少ないです。ただ、当て方や線量によって、唾液が出にくくなることがあります。常にのどが渇いて、5分おきにシュッシュッと霧吹きでうるおさなければならない患者さんもみえたので、慎重に検討してください。放射線治療をする時は、また相談にいらっしゃい。

鼻や口の奥のゾーンが「咽頭」で、首を締められたり切られたら人は数分で死んでしまうように、命と直結した部位です。「中咽頭」は、口をあけた時の突き当たり部分。がんの自覚症状は「飲みこむときの違和感や、のどに沁みる感じ。口を開けにくい」などで、「痛みはないのに首のリンパ節が腫れて、硬いしこりを触れる」こともあります。

がんが小さければ口から器具を差し入れて切除できますが、4㎝以上になると、手術では正常範囲も含めて、広めに切除されます。舌の付け根も中咽頭に属するので、舌も喉頭も全摘になることさえあり、その場合、声帯まで失う。また、中咽頭がんは頸部リンパ節転移が多いので、転移が見つかっていなくても、リンパ節郭清も一緒に行われやすい。すると「首がよく動かない」などの後遺症にも苦しんだあげく、よく2年以内に再発します。

それで僕は、治療したい患者さんには「放射線単独治療」を勧めます。中咽頭がんの放射線治療は、手術と同じ1期から3期までが対象。抗がん剤の併用は有害無益です。「併用してもしなくても治療成績は同じ」という、比較試験の結果も出ています。放射線単独治療を受け入れ、ダメージの少ない照射法や線量を工夫してくれる医師を見つけてください。

近藤先生の治療方針を実践してみて

●妻の父親も近藤先生の助言で大往生。急逝の空洞が大きすぎる

2014年、妻の89歳の父親が膀胱がんになり、妻がSがんセンターに尽き添うと医師は「放置すると、おちんちんの穴から血がドバドバ出たりして大変。悪くなる一方だから切除手術を」と力説。しかし本人は高齢で糖尿病で、心臓も弱っていたので「様子を見たい」と言うと、医師は「まあ、手術しても再発することもあるからね」と言ったそうです。

妻は「患者をバカにしている」と怒り、近藤先生の著書を見つけてご相談。義父は無治療を選んで4年、出血などの症状はなにも起きず、93歳で誤嚥性肺炎により大往生しました。

妻は「放置してよかった」と言って近藤先生の著書を10冊以上愛読し、私の中咽頭がんについても、夫婦でセカンドオピニオンを受けました。放置して様子を見ていたら症状が出てきたので「大事なところは直接指南していただこう」と話していた矢先の急逝で。大変ショックでした。近藤誠がん研究所のHさんから、先生が生前、紹介されていた病院の情報を聞いて放射線治療をしました。近藤先生がこの世を去られた空洞が、大きすぎます。

「抗がん剤」では治らない固形がん

下咽頭(かいんとう)がん

「下咽頭」は食事やツバなど、飲みこんだものの通り道として使われます。「中咽頭」より下、食道より上に位置し、前方に声帯が納まる「喉頭」があります。

標準治療

〈化学放射線療法〉　1～2期に実施されることが多く、頸部リンパ節領域にも、広く照射。

〈手術〉　主に3～4期に実施されるが、1～2期でも行われることがある。治療法の選択は、病院によって異なる。

Dr.近藤解説

一般的な手術は①下咽頭（および食道の一部）と喉頭を全摘し、②頸部リンパ節を郭清する。食物の通り道が途絶するので、③開腹して小腸の一部を切除し、のどに移植する。喉頭が全摘されるので、④のどの下方に穴をあけて「永久人工気管孔」を設ける。がんの進行度が低ければ、下咽頭を残す「粘膜切除術」が実施されたり、手術でも喉頭が温存されたりする。

これら負担の大きな手術をしても「下咽頭がん」の治療成績は不良です。たとえば4期の場合、5年生存率は20％程度。


従って下咽頭がんは進行期であっても、手術を受けないのが正解だと思います。ではどうするか。①化学放射線療法、②放射線治療だけ、③放置療法の選択肢があります。

放射線治療をしながら抗がん剤を使用する「化学放射線療法」は手術と異なり下咽頭や喉頭を残せるし、進行期のがんでも手術と生存率は同等です。しかし、広い範囲に放射線を照射するので唾液がでない、味覚がなくなる等、生活の質（QOL）はかなり悪くなります。

下咽頭がんを放置した患者さんのその後を知るたび、元気で生活の質が高いことに驚かされます。4期でも5年生存率は50％を超えそうです。問題は、頸部のリンパ節転移が増大しやすいこと。昔話の「こぶとりじいさん」のようになるケースもあります。が、痛みはなく、体も弱らないので、「なにもしないのが一番安全」と伝えています。

このように検討してくると「放置療法」に合理性があることがわかります。

証言13

下咽頭（かいんとう）がん、食道がん

S・Yさん　70代　男性

がんを放置。食道は「20年無事」。下咽頭は「半年で増大」

がんを見つけたきっかけ

57歳で食道がんが見つかるまで会社員で、ストレスが多かった。酒は日本酒を1日約2合。タバコは30年、1日25本吸っていた。58歳で早期退職して禁煙、節酒。運動も始めた。

・〈食道がん〉2000年（57歳）人間ドックで食道がんが見つかった。同時に近藤先生の著書を愛読するようになって「全摘手術と抗がん剤治療はやらない」と決めた。

・〈下咽頭がん〉2021年3月（77歳）声枯れが続いたため、精密検査を受けて判明。

症状・治療の経過

・**〈食道がん〉2000年（57歳）** K大学病院での精密検査の診断は「食道がんステージ1」。開腹手術で全摘」。開腹手術は断った。2008年にかけてEMR（内視鏡的粘膜切除術）や、ESD（内視鏡的粘膜下層剥離術）を数回行い、その後はなにもしていない。

・**〈下咽頭がん〉2021年2月（77歳）** 2ヵ月ほど「声枯れ」が続き、町の耳鼻科病院で胃カメラ検査。「食道、咽頭とも問題なし」と言われたが、声がかすれる症状は続いた。

・**3月17日** K大学病院でCT、PET、MRI、エコー検査をして「下咽頭がん。扁平上皮がん（粘膜組織から発生）で長径5㎝、一部食道にかかりステージ4。転移でなく、別のがん」。治療は「がんを抗がん剤で小さくして手術」を勧められた。

・**3月27日** 近藤先生にご相談。放置することにした。

・**2022年3月24日（78歳）** 2度目のご相談。進行が早く、おかゆ食になっていた。

・**7月27日** 胃ろう（胃に小穴をあけて、管で外から栄養を流しこむ。P.201）をつくるにも内視鏡が入らず、先生に何度かメールでご相談。結局、気管切開して胃ろうをつけた。

近藤先生への相談内容

1　食道がんの全摘手術を断って元気です。今回は下咽頭がんの放射線治療のご相談です。

2　1年で、がんがかなり増大しました。今後、食事と呼吸をどう確保したらいいでしょう。

3　ついに液体しか摂れなくなりました。胃ろう造設のアドバイスをお願いします。

2に対する近藤先生の助言は「緩和ケアとしての放射線治療」（P.171）。しかしK大学病院の回答は「放射線科では緩和治療はしません。Sさんは気管切開拒否だから、照射時に気道がもし腫れても緊急切開もできないし。タンも増えているから、就寝中に気道が塞がれ、死ぬ可能性もありますよ。気管切開したら気道は確保できますが、声は出なくなる。嚥下も治りません。それでも気管切開を受け入れるかどうか、結論を出してほしい」。

近藤先生に伝えると「なんでそんなことを言うのか。Sさんの腫瘤は、放射線で小さくなる可能性が高いのに。放射線科医の経験数が少ないか、耳鼻科医が「これが放射線科の意見」だと勝手に言っている可能性があります」。標準治療に背くのは、本当に大変です。

Dr.近藤回答＋解説

●胃ろうで栄養を確保して、何十年も元気に暮らしている人も多い

1 ステージ4の下咽頭がんを治療すると、5年後に生きている確率は20％前後。ひそんでいるがんが暴れだすからです。手術と抗がん剤は論外だし、放射線も肺の近くまでかけるから、ＩＭＲＴでもダメージが大きい。

確実に長生きできるのは「なにもしない」ことです。これは死ぬ要素がないから。ただ、1〜2年のうちに食事が摂りにくくなったり、リンパが腫れてコブとして外に出てくるかもしれません。食事のことは、胃ろう（P.２０１）をつくって栄養を確保して、何十年も元気に暮らしている人も多いから安心してください。

2 気道（呼吸）や嚥下（飲み下す）を改善したいなら、放射線治療にしてください。リンパ節まで当てると味覚障害、口内乾燥などの照射後のダメージがひどいので、緩和ケアとして原発病巣に限り、1回2グレイ、トータル25回にとどめる。これは、医師に伝えて結構です。抗がん剤（＝化学療法）は、副作用で早死にするから不可。併用は断ること。

あるいは、一時的な気管切開は解決策になり得る。放射線を当てることを前提に、「腫瘍が縮小したら、気管切開部を元に戻してほしい」と、耳鼻科医と約束を交わしてください。がんが暴れることは、気管切開というごく小さな手術では、おきないはずです。

胃ろうは、手術によって取り付けるのがベターです。胃ろう造設のための開腹は、胃切除に比べて、ずっと小さな切開ですみます。

3

抗がん剤や放射線案に賛成できない理由は、①抗がん剤は毒性が強いので、1度でも死ぬ可能性がある、②腫瘍を縮小させる力が弱い、の2点です。また放射線は、抗がん剤より効力が強いのですが、効果が出るまで何週間もかかる可能性が高い。さらに、放射線を下咽頭だけに照射してくれる病院があるかは疑わしく、耳の下あたりから広く放射線を照射され、口内炎、味覚障害、口内乾燥が一生続く、などの後遺症が必ず出ると思うからです。

最近は、内視鏡検査でごく初期の下咽頭がんが見つかるケースも急増。「下咽頭を残せる」と言われて内視鏡での粘膜切除術を受けて、傷が硬くなって縮み、下咽頭が狭まって、食事が不自由になりやすい。内視鏡で切除できる病変は「がんもどき」で、治療不要です。

近藤先生の治療方針を実践してみて

●食道がんは全摘手術を断って正解。下咽頭がんの進行は想像を絶していた

私の場合、食道がんと下咽頭がん、別々のがんを経験して、それぞれの症状と進捗状況が全く異なりました。

著書『がんの逆襲』にあった「がんを治療しないとどんどん大きくなり、悪化して、すぐ死んでしまうのでは?」「それは作り話で、事実は逆です」という記述が、食道がんにはぴったり当てはまり、全摘手術を断って20年以上、無事に過ごせました。

一方、下咽頭がんの方は進行が非常に早かった。2021年3月に食道の一部も、のども切り取る大手術をしていたら、もっとがんが暴れていたでしょうか。妻の知り合いは、下咽頭がんの手術後2年で亡くなりました。でも放置した私のがんも、どんどん大きくなった。ものを飲みこみにくくなったときに、すぐK大学病院に行っていたら、少なくとも気管切開をせず、内視鏡で胃ろうをつくれたでしょう。下咽頭がんの手術は、全否定しない方がよかったのか。これは難問で、私の中で結論が出るまでに、あと何年かかかりそうです。

喉頭がん（声門がん）

発声装置である「声帯」と、その付近にできる「喉頭がん」。声がかすれるので早期に発見できて、ほとんどは1期に見つかります。「喉頭全摘術」は避けて。

標準治療

〈放射線治療〉 1～2期は放射線治療が第一選択。3～4期は化学放射線療法が多い。
〈手術〉 1～2期の初回治療は喉頭温存手術、3～4期の初回治療は喉頭全摘術。
〈抗がん剤治療〉 再発に対して手術ができない場合は、抗がん剤治療が行われる。

Dr.近藤解説

「喉頭がん」は「声帯」を中心にした、のどの部分にできるがん。がんが生じやすいのは声帯と、声帯の上の部分になります。部位により「声門がん」「声門上がん」「声門下がん」に分けられます。ここでは、最も多い声門がんについて解説します。

のどのがんは治療法が「自然な呼吸、声、食事機能を残せるか、失うか」の分かれ道です。1〜4期とも、とにかく「喉頭全摘術」は避けます。のど全体を切除するので、自然な発声も、「呼吸は気道、食べものは食道」への振り分け機能も失います。首にあけた1円玉大の「永久気管孔」から呼吸し、「胃ろう」(P.201)で栄養を摂る生活になりかねません。

今では日本中の耳鼻科医たちが「進行がんでも喉頭温存を目ざしている」とされています。しかし耳鼻科医の本性は「手術好き」。喉頭全摘術に誘導されないよう、要注意です。

僕が医者になった1970年代半ば、慶應大学病院の耳鼻科の治療方針は、早期の「声門がん」に対して教授は放射線治療、助教授は喉頭全摘術というように、医師によって違いました。僕が助教授に、進行がんも放射線で治せることを伝えると「若い医師のトレーニングのためにも、手術は必要だからね」。のちに彼は他大学の教授にご栄転。若手育成のため全摘術を続けたことが、功績とされたのでしょう(拙著『がんより怖いがん治療』参照)。

さて1〜2期は、放射線治療だけで治る率が喉頭全摘術と同じです。当然、放射線を選ぶべきです。3〜4期も①喉頭全摘術と、②放射線治療の生存率は同じなので同様です。

証言14

喉頭がん、前立腺がん

O・Sさん　80代　男性

前立腺がん患者歴9年。喉頭がん7年。やりたいことができる幸せ

がんを見つけたきっかけ

・定年後も70代後半まで商社などに勤めたが、不整脈が出てリタイア。朝6時半起床、毎日散歩する規則正しい生活。バランスよく食べてタバコは吸わず、酒は70代前半でやめた。

・〈前立腺がん〉２００２年（65歳）　この頃からＰＳＡ値が高めとなり、Ａ病院で年に数回、直腸内指診（医師が肛門から指を入れて前立腺を触診）と、数年に1度、生検を続けた。

・〈喉頭がん〉２０１３年（76歳）　この頃からしゃがれ声になり、のどに違和感があった。

症状・治療の経過

・〈前立腺がん〉2014年3月（77歳）「前立腺がん」と診断。進行度は説明なし。PSA値が正常範囲の「4」（ng／mL）から「44」に上がり、精密検査で判明。採血、生検、MRI、全身骨シンチ（特殊なカメラで骨転移を調べる）、エコー、採尿などの検査を受けた。

・3〜8月　ホルモン療法。注射は「リュープリン」。内服薬は「ビカルタミド」。PSAが3以下に。ホルモン療法をあと2年と放射線治療を勧められたが、即答を避けた。

・8月14日　近藤先生にご相談して、以降は放置。定期検査も1年でやめて9年無事。

・〈喉頭がん〉2016年11月（80歳）近所のクリニックでのどの不調を訴えると「耳鼻咽喉科へ」。T大学病院の内視鏡検査で「喉頭がん。右喉頭に腫瘍」と診断。

・2017年1月17日（80歳）口から器具を入れる「喉頭直達鏡手術」で、右喉頭腫瘍を摘出。手術自体は10分程度。24日退院。入院中は筆談だったが、発声トレーニングで回復。

・2月2日　近藤先生に、放射線治療のご相談。

・2〜3月　C医療センターで1回2グレイ、計60グレイを照射。その後6年無事。

近藤先生への相談内容

1〈前立腺がん〉ホルモン療法の2年追加と、IMRT（強度変調放射線治療。P.58）を、前立腺と精嚢に1回2グレイ×39回、計78グレイ勧められています。どちらも副作用が重そうなので、保留にしています。受けるべきでしょうか？

2〈喉頭がん〉主治医に「悪質なもの（がん細胞）が手術で完全に除去されていないので、放射線治療を30回ぐらい受けては？」と言われています。今回の追加治療は必要ですか？

前立腺がんの追加治療を迷っていた時、次男が「『がん放置療法のすすめ』を早急に読んでみて」と連絡をくれたので、すぐ買ってきました。もし進行したら、本にあった除睾術（じょこうじゅつ）（精巣を手術で除き、男性ホルモンの分泌を抑えてがん細胞の増殖を抑える）は決着が早く、経済的だと魅力を感じました。主治医への理論武装もしたいと思い、外来を予約しました。

ご相談して、前立腺がんの追加の治療をせず「放置」して3年、体調もよく、やりたいことができたので、喉頭がんの追加治療についても意見を伺おうと思いました、

Dr.近藤回答＋解説

●喉頭がんは放射線が効く。再発時の抗がん剤治療は避ける

1　ＰＳＡ検査で発見された前立腺がんはほぼ、病理検査で「がん」と診断されても他臓器への転移能力がない、「がんもどき」。放っておいても死なないがんです。今後は検査も治療も、いっさい必要ありません。医者に近づかないようにしてください。

2　あなたの喉頭がんは、放射線だけで98％以上の治癒が期待できます。手術後の放射線治療についてはデータが少ないのですが、今回は放射線治療を追加していいでしょう。

喉頭がんは、１期で放射線治療をすると１割ぐらいが声帯に再発しますが、そこで改めて手術をすれば、ほぼ全員が助かります。その手術も、再発のしかたにもよりますが必ずしも声帯全部を切除しない方法も可能です。担当医に「声帯を残したい」と強く言いましょう。

問題になるのは２期以上の治療でしょう。特に３～４期になると、手術される患者さんが増えますが、「まず放射線を照射して、治りそうになければ手術」という方針で、いきなり

手術するのと同程度の成績が出ています。医者の言いなりで手術に突入しないことです。

放射線に抗がん剤をプラスする「化学放射線療法」については①放射線治療だけと、②放射線＋抗がん剤を比べた比較試験があります。喉頭を残せる率は、②の「プラス抗がん剤」の方が10％以上高くなりました。しかし②は喉頭がん以外の原因や治療で亡くなる率が高く、結果的に①と②の生存率は変わりがありませんでした。

生存率に変わりがないなら、喉頭を残せる化学放射線療法を選びたくなりますね。しかし、別の報告では「放射線＋抗がん剤」治療では4人に1人が、のどの筋肉が硬くなり、食物をうまく飲みこめなくなるとされています（Oral Oncol 2016;57:21）。結果、誤嚥性肺炎が起きたり、胃に穴を開けて体外からチューブで流動食を流しこむ、「胃ろう生活」になる。

従って進行がんの治療を受ける場合、放射線を選ぶのは当然として、抗がん剤を併用するかどうかが非常に悩ましい。ひどい後遺症や副作用死に至った時、その責任を引き受けなければならないのは本人です。判断を医師任せにせず、ご自身でよく考えて決めてください。

なお再発に対する抗がん剤治療は無意味・有害なので、受けないことです。

近藤先生の治療方針を実践してみて

●独自の近藤理論には、意外に幅広い支持者がいるのでは

がん患者歴9年。市民講座や「男の料理教室」に通うなど、やりたいことができています。「近藤先生はエビデンスを尊重される」とご意見を信頼し、治療後の定期検査も両方とも、1～2年でやめました。検査のたびに1万円近く取られた上、なにか見つけられてとやかく言われるのは面倒ですからね。妻も「病院に同行する手間が減った」と、喜んでいます。

実際の近藤先生には「一般の日本人よりひと回り大きい人格」を感じました。アメリカの最先端の施設で勉強されたことも、学問への態度に影響したでしょう。日本の社会には規定が多く、従わないと大きな抵抗にあう。でも近藤先生は、独自の道を歩まれた。医療界では憎まれながら、菊池寛賞も受賞されました。意外に幅広い支持者がいるのでは、と思います。

2回目のセカンドオピニオンの時、「近藤先生の理論を信用しているから、また来たんですよ」と言ったらとても喜んで、ていねいに手書きの図を書いて、説明してくださいました。ウマが合うと言うのか、心が通い合っていると感じました。お会いできてよかったです。

「抗がん剤」では治らない固形がん

甲状腺(こうじょうせん)がん(乳頭(にゅうとう)がん)

圧倒的多数はシコリがなく、健診などでの超音波検査で見つかります。組織型は多様ですが、甲状腺がんの9割以上を占める「乳頭がん」を取り上げます。

標準治療

〈手術〉 症状発見がんも健診発見がんも、正常な甲状腺部分を含めて切除する。健診発見がんでも、気管の周囲にあるリンパ節を郭清することが多い。

〈非手術療法〉 放射線感受性が低いので、外部照射は選ばれない。抗がん剤も使われない。

Dr.近藤解説

検査機器がなかった数十年前まで、甲状腺がんはほぼ、「のどぼとけ」の下方に、痛みのない硬いシコリができて見つかっていました（症状発見がん）。今は、シコリがないのに健診などでの超音波検査で見つかり、手術で大変なことになる人が多い（健診発見がん）。

しかし、健診で見つかる甲状腺がんを手術しても無意味です。たとえば韓国では90年代から健診が盛んになり、甲状腺がんの発見数が15倍になりました。しかし死亡数は全く減らなかった。（N Engl J Med 2014;371:1765. グラフは『健康診断は受けてはいけない』文春新書に転載）。

なのに、手術の合併症や後遺症はひどいことがわかっています。ホルモンを分泌する「副甲状腺」まで切除されると、副甲状腺機能が低下して、一生薬漬けになる人が11％。声帯を動かす「反回神経」が切られてしまい、正常な声を失う人も2％います。

実は成人の3人に1人は、微小で無害な甲状腺がんを持っています（潜在がん）。検査を受けなければ一生気づかず無事でいられたのに、発見されたために手術で大変なことになる。

もし健診で甲状腺がんを発見されても、がんと言われたことを忘れて暮らすことです。僕は「甲状腺がんが見つかっても、手術は受けない」と決めています。

ちなみに「がんもどき」は、放っておいても新たに転移が生じて「本物のがん」に変わることはありません。だから健診で「がんもどき」をどれだけ大量に早めに見つけて手術しても、がん死を減らす効果はないのです。

証言15

甲状腺乳頭がん

S・Tさん　50代　女性

「ステージ4」なのに、放置したらがんが2つ消えた

がんを見つけたきっかけ

美容師で30年来、不規則な生活。自炊で体調をととのえ、お昼も手作り弁当。40代で自分の店を持ち、息つく間もなく働いた。母が2008年、大腸がん末期と診断され入院。抗がん剤治療でみるみる弱って1ヵ月で他界した。がん治療に大きな疑問がわいた。

・2018年1月（49歳）　疲れが取れないので近くの病院で相談すると、甲状腺の検査を勧められた。I病院で尿検査、血液検査、エコー検査、細胞診を受けた。

症状・治療の経過

・**2018年1月29日（49歳）** I病院の診断は「甲状腺乳頭がん。左葉に2つある。全摘手術を勧めますが、当院は手術が立て込んでいてすぐにはできない」。N医大への紹介状を渡された。

・**2月5日** N医大で、手術の日程と方針の打ち合わせ。初診まで数週間待たされ、医師の説明にも納得できず、手術は断った。

・**2月12日** 近藤先生に相談して放置を決心。2019年、2020年にもご相談。

・**11月** I病院に舞い戻り、再び検査したら甲状腺の右葉にもがんが見つかり、「ステージ4。死にますよ」と告知された。

・**2020年2月（51歳）** 無症状なので放置を続けて、別の病院で検査したら「左葉のがんは消えている。右葉は奥になにかあるようです」。

・**2023年7月（54歳）** 無治療で5年半、なにごともなく、真夏にも炎天下でボランティア活動ができるほど元気。

近藤先生への相談内容

1　自覚症状もないのに甲状腺全摘を勧められたときから、患者をひたすら治療に送り込む現代医療に、強い違和感を覚えています。私は治療の必要があるのでしょうか。
2「がん放置療法」について、詳しく伺いたいです。
3「手術をしない」という選択を示す医師が、なぜ、ひとりもいないのでしょう?

母の最期の1ヵ月、私は休業して付き添いました。体調がよくないと言いつつ何年も普通に生活していたのに、抗がん剤を打たれたとたん寝たきりになり、食事も摂れなくなり、1ヵ月で逝ってしまいました。母の死に方に納得がいかず、私は何年もうつ状態でした。

私自身が「甲状腺がん全摘術」を勧められたとき、「ドナドナ」の歌の、荷馬車に乗せられて市場に送られる子牛になった気分でした。いろいろ調べて「なぜ、ほかの道を示してくれる医師がいないの?」と、ふつふつと疑問がわいてきた時、近藤先生が出演された『金スマ』の動画を発見。「これだ」と思い、見終わるとその場で外来を予約しました。

Dr.近藤回答＋解説

●手術しても生存率は上がらないのに、後遺症はもう大変

1 放置した方がいい。検査で見つかる甲状腺がんは「もどき」だから、大きくならない。様子を見ていると、消えてしまうこともあります。

手術しても生存率は上がらないのに、なにしろ後遺症がひどい。甲状腺の回りには、いろんな神経や筋肉やリンパ節が張りめぐらされているからね。それが傷つくと、声がかすれたり、肩が上がらなくなったり、ホルモンバランスが崩れたり、もう大変。

2 ①忘れる ②検査を受けない ③医者に近づかない。これを守ってください。

がんと診断されても、無症状なら放置して様子を見る。痛みや呼吸苦などの症状は、緩和ケアでしっかり抑える。

治療する場合も「体を痛めず体力を落とさず、臓器を残す」方法を選ぶ。これが「がん放置療法」です。

3 甲状腺がんと診断がついたらすべて、正常な甲状腺部分を含めて切除する。これが日本

でも米国でも、標準治療になっています。組織型がいくつもあるけど9割以上が乳頭がん。これは放射線感受性が低いため、外部照射は選ばれません。抗がん剤も使われません。つまり、「甲状腺がんの手術をしない」ということは「治療をしない」ということ。それを言ったら僕みたいに医療界の異端者になって、普通の医者は生活していけないんだ。

甲状腺には「左葉」と「右葉」があって、米国では普通、左右両方の甲状腺を摘出しています（全摘術）。日本では、がんがある側だけ摘出することが多いので（半切術）、まだましだけど、全摘術も実施されています。健診発見がんでも、気管の周りのリンパ節を郭清することが多いから、いっそう後遺症がひどくなるわけです。

症状発見がんは「がんが気管に食いこむ」など、進行した状態で見つかるケースもある。でも、進行度を問わず「手術をすれば延命できる」というエビデンスはありません。どうしても手術するなら「だれに、どこまで手術してもらうか」が大問題。甲状腺はのどの浅いところにあって手術が簡単そうですが、油断大敵。たとえば甲状腺の周りを通る神経を傷つけると、声帯が動かなくなったり。慎重に医者を選び、手術の範囲を決めてください。

近藤先生の治療方針を実践してみて

●事実は小説より奇なり。医師3人から「死ぬ」と言われたのに超元気

私は3人の医者から「死」を宣告されました。1回目はN医大で「手術しないと余命10年」「死にかたは？」「首の血管が破裂して窒息死です」。2回目は、I病院で「ステージ4なので死にますよ。わかってますか？　手術しないなら、もう来ないで下さい」。3回目は緩和ケアクリニックで、「地元で最期を診てくれる医師を探して、死ぬ準備をしなさい」。

どの言葉も不安な心にグッサリと刺さり、気分はどん底に落ち込み、友人たちの支えでなんとか立ち直りました。でも、事実は小説より奇なり。私の左葉のがんは消え、仕事もボランティア活動も目いっぱいやって、5年半、元気です！

知り合いの看護師長さんは、甲状腺がんの全摘手術を受けて、しばらく声が出ませんでした。2年たった今も手の先のしびれや腰痛が治らず、リハビリを続けています。首には目立つ傷があります。もし私が全摘手術を受けていたら、美容師を続けてこられなかったのでは。

近藤先生の手書きメモを見直すと、5年前よりずっしり、言葉の深みと真実味を感じます。

「抗がん剤」では治らない固形がん

小細胞肺がん（しょうさいぼうはいがん）

全肺がんの15%を占める、がん細胞のサイズが小さいものを「小細胞肺がん」と呼びます。進行度は伝統的に「限局型」と「進展型」に分けられます。

標準治療

〈限局型〉1～2期は手術が可能。初発病巣と近くリンパ節を切除したあと抗がん剤治療。手術不可の1期は定位放射線治療。2期は通常の放射線治療。3期は化学放射線療法。

〈進展型〉多剤併用の抗がん剤治療。症状緩和のため、放射線治療が行われることもある。

Dr.近藤解説

症状は咳、痰、血痰、息切れ、胸痛など。自覚症状がない「健診発見がん」もあります。切除できた「小細胞肺がん」ケースの5年生存率は40～50%。しかし切除されたケースは1～2期なので、手術をしなければ、もっと長生きできたのではないか。それを強く思わせるのは、術後1年以内に、およそ20％も亡くなっているのです（Thorax 2014;69:269）。

1～2期で手術可能なケースは圧倒的多数が「健診発見がん」で、患者さんが元気だったことを意味します。その場合、僕の経験では、放っておいても（転移がひそんでいる本物のがんでも）何年も生きられるものです。なのに手術を受けるとすぐに死んでしまうのは、手術や抗がん剤の副作用でやられるのに加え、がんが暴れだしたことが確実なように思われます。

また「進展型」の小細胞肺がんは、長くは生きられないと言われています。英国の統計では1年以内に80％が、5年以内に95％以上が亡くなっています（前掲 Thorax）。

しかしこれも抗がん剤のせいではないか。抗がん剤治療が行われるのは元気だったケースで、仮に咳や痰などの症状があっても、なにもしなければそう簡単には死なないものです。抗がん剤で死期を早めているのは確実なように思われます。

従って、小細胞肺がんは、生活の質（ＱＯＬ）が落ちるようなつらい症状がないなら手術や抗がん剤治療を受けないこと。放射線治療も、がんが暴れだす可能性があります。放置して、つらい症状が出てきたら放射線で症状をやわらげます。緩和ケアに徹するのが得策です。

「抗がん剤」では治らない固形がん

非小細胞肺がん（肺腺がん、扁平上皮がんなど）

全肺がんの85％を占める、がん細胞のサイズが大きいタイプ。「肺腺がん」や「肺扁平上皮がん」などがあります。無症状の「健診発見がん」も、とても多いです。

標準治療

〈手術〉 手術が可能なら初発病巣と近くのリンパ節を切除し、抗がん剤治療が勧められる。

〈放射線治療〉 全期とも放射線治療の対象。1期は「高精度放射線治療」（P.58）が多い。

〈化学放射線治療〉 放射線と抗がん剤を併用する化学放射線療法は、3期によく行われる。

Dr.近藤解説

結論から言うと肺がんはすべて放置し、症状が出てきたら緩和ケアに徹するのが得策です。

「非小細胞肺がん（肺腺がん、肺扁平上皮がんなど）」と診断されて手術や抗がん剤治療を始めた患者さんの多くは、元気だったかたもみるみる衰えたり、亡くなっていきます。

僕の診療経験では無症状の「健診発見がん」を放置した場合、5年生存率は100%近い。ところが1期の健診発見がんでも、治療を受けると、5年生存率は70%前後まで落ちます。そうなる主な理由は①手術、抗がん剤、まれに放射線の副作用や後遺症による「治療死」、②体にひそんでいたがん細胞が、治療によって目をさまして暴れだす、からだと思われます。

従って「健診発見がん」の治療はやめておく。ただ2割程度、「本物のがん」が紛れこんでいるので、いずれ転移が見つかったり、つらい症状が生じるケースも出てきます。そこで緩和ケアに徹すれば、術死や抗がん剤治療による急死などは起きず、より長生きできます。

一方、咳や胸痛などから診断されたケースはがんが広がっていて手術は難しく、薬物療法が中心になります。が、抗がん剤、分子標的薬、免疫チェックポイント阻害剤などを新薬として承認してもらうための「比較試験」の多くは、製薬会社が仕切っています。製薬会社と無関係の比較試験では、薬物を使った群、使わなかった群の生存曲線に差はありません。

結局、どんなケースも治療は拒否する。つらい症状が出て生活の質（QOL）が落ちたら鎮痛剤や放射線などで緩和ケアに徹する。これが一番ラクに、安全に、長生きできる道です。

証言16

肺腺(はいせん)がん

G・Aさん　60代　女性

放射線治療のみで告知から8年、転移から6年、普通に生活

がんを見つけたきっかけ

子ども時代から肉が食べられず、タンパク質は卵や魚から摂ってきた。30代から在宅の仕事で、食事はほぼ自炊。45歳まで喫煙。運動は夜のストレッチ程度。

・2014年4月（53歳）　この頃から手足のしびれ、「ばち指」（指先が太鼓のバチ状になる）、体重減少などが気になった。どれも、肺がん患者によく見られる症状だとあとで知った。

・2015年6月（54歳）　市のレントゲン検診で肺に影が見つかる。別の病院でCT検査。

症状・治療の経過

放射線単独治療を2度。手術や薬物治療は避けて8年、普通に仕事を続けている。

・**2015年6月（54歳）** CT検査でも、肺に影（右肺に3cmの腫瘍）が認められた。

・**7~8月** N医療センターの生検で「肺腺がん（非小細胞肺がんの腺がん）」、続く造影MRI、PET／CT、造影CT検査で「腫瘍は1つ。3cm前後。ステージ1B」と診断。呼吸器内科で手術を勧められたが「放射線治療をしたい」と粘り、院内紹介で放射線科へ。

・**8月22日** 近藤先生にご相談。放射線治療を受けることへ、背中を押していただいた。

・**8月末** がん相談サロンに行き、肺がんの放射線治療はN大学病院が実績豊富と知る。

・**9~10月** N大学病院でサードオピニオンを聞き、転院してピンポイント照射（定位放射線治療。P.58）を受けた（1回8グレイ、計64グレイ）。

・**2017年7月（56歳）** 「肺内転移」が、腫瘍マーカーとCTによる定期検査で発覚。

・**8~9月** 通常の放射線治療を受けた（1回2グレイ、計66グレイ）。

・**2023年8月（62歳）** 肺がん告知から8年、転移の治療後6年経過。体調はいい。

近藤先生への相談内容

1 「本物のがん」「がんもどき」の可能性はどれくらいでしょうか。私はしびれなどの症状があるので「本物」の可能性が高いですか？

2 治療を受けるとしたら、手術と放射線のどちらがいいでしょう。

3 放射線科になかなか紹介してもらえなかったり、放射線科の医師が、呼吸器内科の医師にとても気を使うのはなぜですか？

2000年に近藤先生のご著書を初めて読んで、「医師の言葉通りに治療のベルトコンベアに乗ると、恐ろしい目にあうリスクがある」ことに、おののきました。

手術を勧められましたが、「初期の肺がんなら、手術と放射線治療とでは治療成績はほぼ変わらないはず。メスが入るとがんが暴れて数年以内に死ぬのでは」と思い「手術はしたくない」と言い張って、ようやく放射線科への院内紹介がかないました。しかし、放射線科の医長は迷惑そうに「他科と軋轢（あつれき）を起こさないで」。不信と不安が募り、近藤先生にご相談。

Dr.近藤回答＋解説

非小細胞肺がん1期は「がんもどき」が7割

1 非小細胞肺がん1期の場合は「がんもどき」の可能性が70％。「本物のがん」の可能性が30％です。あなたのように症状がある場合、本物の可能性が少し高くなります。

2 無症状で肺がんが見つかった人には「忘れなさい。腫瘍が10cmになっても問題ない。もう検査は受けず、医者に近づくな」と言います。でも、あなたは症状がある。だんだんつらくなると考えると、「治療は受けない方がいい」と言う勇気は、僕にはありません。手術は傷口にがん細胞が集まったり、転移が急に大きくなって再発が多くなるから勧めません。あなたの腫瘍は3cmで、ピンポイント照射（定位放射線治療。P.58）が可能。半年後、1年後には十中八九、今より大きくなり、放射線治療はやりにくくなる。やるなら今です。ただ放射線治療で全員が治るわけではないし、副作用もあるから「受けた方がいい」とも言えない。賭けみたいなところがあります。そこは自分で考えてください。

3 放射線科は呼吸器内科を通して患者を分けてもらっている状況で、どこの病院でも立場が弱いんです。患者が放射線科に直行するようになれば、構図が変わるだろうけど。日本人の体型がスリムで手術に向いていたせいもあって、日本は、他国では手術しないような進行したがんも手術する、世界一の手術大国になっています。とりわけ肺がんは「切り取れそうなものは切る」方針で、術後には抗がん剤が勧められるから、患者さんは大変な目にあいやすいのです。

肺がんの治療医たちは「手術をしたり、抗がん剤やオプジーボの投与を始めると、患者がどんどん死に始めて、1年以内に半数以上が亡くなる。それは当然のことで、がんのせい」と思いこんでいます。一方、治療を拒否した患者には「もう来るな」と言うから、肺がんを放置した患者の経過を診たことがない。だから、たとえば「両肺に転移がある4期の肺がん患者が、無治療・放置で何年も生きられることがある」なんて、想像もつかないでしょう。もしも「無治療・放置は優れている」と認めたら、自分に正直な医師は、がん治療をやめるしかありません。それで無意識のうちに、「放置は認めない」という心理的ブレーキがかかっているのだろうと、僕は見ています。

近藤先生の治療方針を実践してみて

●がん治療の道しるべ、案内人が突然消えた。悲しくて、心細くて…

がんとわかると「すぐ治療したい、切り取ってしまいたい」と焦ります。私は手術した人から「全部切った方がさっぱりするよ」とも言われました。でも切った臓器は元に戻せない。私が受けた放射線治療はどちらも、治療中は「だるい。のどがつかえる。咳が出る」などしんどかった。でも治療後は徐々に症状が取れて、体調も回復して、心配していた肺炎や皮膚炎などの後遺症も起きませんでした。肺はそっくり残り、転移から6年元気です。

2017年、経過観察の定期検査で腫瘍マーカーのCEA（消化器系がんや肺がん、乳がんなどで高値になる）が上昇し、その後、転移が確認された時は絶望的な気分になりました。近藤先生の「がんは、他臓器に遠隔転移したら助からない」という文章を読んでいたので。でも私の場合は「肺内転移」だから大丈夫なのではと判断し、2度目の放射線治療を受けました。

近藤先生は、がん治療で迷った時の道しるべだと勝手に思っていたのに、その案内人が突然姿を消してしまいました。悲しくて、心細くて、世界が急に陰ってしまったようです。

「抗がん剤」では治らない固形がん

食道(しょくどう)がん

日本人の食道がんは、約半数が食道中央から下部にできます。「食べものがのどに引っかかる」感じから見つかることが多い。ただ、初期はほぼ無症状です。

標準治療

進行度（ステージ）は、がんが達している深さと、リンパ節転移や臓器転移の有無によって0～4期に分かれ、術後の病理検査で1A期、1B期…と細分化されます。1A期から手術が提案され、ステージ2～3は食道切除。4は抗がん剤治療が中心になります。

Dr.近藤解説

食道がんにかかったら、どういう進行度でも、どういう年齢でも、手術以外の治療を選んでください。理由は①手術による死亡が多い、②ほかの治療法よりひどい合併症、後遺症がよく起きる、③放射線治療の方がラクで、通院治療が可能、④手術でも放射線治療でも生存成績は変わらない、からです。手術は体への負担が大きいので眠っていたがんも暴れやすい。

歌舞伎役者の中村勘三郎さんが、術後4ヵ月で合併症の「肺炎」で急逝したように食道の切除術はとにかく危険。術後1年以内に2割以上が、合併症や後遺症で亡くなるほどです。

放射線治療を受けたいかたは、抗がん剤は断り、食道にある初発病巣だけに照射してもらうことがポイントです。ただし放射線だけで治療しても、副作用で亡くなるケースや、がんが暴れだすケースをゼロにできないことは注意しましょう。

結局「食道がんは放置するのが最も延命効果が高い」と僕は考えますが、問題は、がんによって食事が通らなくなった場合。栄養をとる方法としては①放射線治療、②胃ろうの増設、③ステント術、などがあります。

胃ろうは「人工的水分栄養補給法」と呼ばれ、口から入れた内視鏡を使って、お腹の壁と胃壁にそれぞれ小さな穴をあけ、両者が常時つながるように小さな器具をはめる。器具の穴を通して栄養や水分などを送り込む処置。ステント術は、金属の網をたたんだ筒状の器具を、食道の閉塞部に挿入し、傘を拓くように金属の網を拡げて留置します。

証言17　M・Mさん　60代　男性

頸部食道(しょくどう)がん

手術でのども失うリスクを知り、化学放射線治療を選んだ

がんを見つけたきっかけ

商社勤めで40歳まで会食が多く、よく深酒した。50代も毎晩、日本酒換算で1日3合（540㎖）飲酒。喫煙は若い時から1日30本。52歳で禁煙。20年来、1日1万歩を続行。

・**2020年4月（61歳）**　日本そばがのどに詰まり、以降は食べ物を細かくして食べた。

・**6月22日**　年に1度の人間ドックの内視鏡検査（経口）で、食道に「腫瘤(しゅりゅう)」と「狭窄(きょうさく)（細く狭まっている）」が見つかった。T大学病院での精密検査を指示された。

症状・治療の経過

化学放射線療法を選び、抗がん剤は減らしてもらった。再発はなく食事も普通に摂れる。

・**2020年6月末（61歳）**　T大学病院で内視鏡（経鼻）、PET、CTによる精密検査。

・**7月8日**　病状は「食道入口付近に4×2㎝の頸部食道がん。ステージ3～4」「食道上部に狭窄。中下部にがん反応」「がんが気管を後ろから押している」「首リンパ節に転移疑い」「放置するとがんが食道を塞ぎ、余命5ヵ月」「放射線治療は食事が不自由に」。治療方針は「抗がん剤3剤×2クールでがんを小さくして手術。小腸を切り取って縫合。頸動脈に近く、のどを残せない可能性あり。時間がたつほど手術が困難になる」。

・**7月9日**　近藤先生にご相談。ご紹介のK病院で、放射線治療をすることに決めた。

・**8～10月**　標準的な療法、化学放射線療法（放射線＋抗がん剤）を行った。担当医に「放射線単独では97～98％失敗している」と言われて、抗がん剤治療も受け入れた。ただ、放射線治療終了後の2クールは、1クールに減らしてもらった。放射線1・8グレイ×28回照射。計50・4グレイ。抗がん剤はシスプラチンと5－FU（フルオロウラシル）の2剤。

近藤先生への相談内容

1 抗がん剤でがんを小さくして手術することが、必要でしょうか。

2 放射線での治療成績は？　のどがやられて食事も難しくなるというのは、本当ですか。

3 担当医は「2ヵ月も放置したら、がんが食道を塞いで命を落とす」と言うのですが。

以前から近藤先生の記事に接し、『医者に殺されない47の心得』や、18代目・中村勘三郎が、食道がんの手術後4ヵ月で死去した経緯の解説も雑誌で拝読。私の知人も食道がん全摘のため胃袋を吊り上げられ、声も出なくなり、すい臓に転移して、術後4年で逝きました。

手術は断ろうと思っていた2020年7月6日、『がん・部位別治療事典』（講談社）を書店で発見して購入し、「近藤誠セカンドオピニオン外来」のことを知って、予約しました。

がんになる前に近藤理論に触れ、診断後にご意見をお聞きできた。それが、担当医の強く勧める「手術」ではなく「放射線治療」を、自信を持って受ける判断につながりました。

病院では「ワガママな患者」と言われましたが、病院の言いなりでは殺されます。

Dr.近藤回答＋解説

放射線治療は手術より安全で生存率も高い。抗がん剤は断る

1 食道がんの手術は、どんな場合もやめた方がいい。あなたと同様の食道がんステージⅢbとⅣaで「手術＋抗がん剤治療」をした患者の5年生存率は、たった5～15％ですよ。食道がんの切除手術は「胸を切り開いて食道を切除し、リンパ節を取り、胃を筒状に吊り上げ、のど元で縫合」という、大変大がかりで最も難しい手術だから。

食道がん手術による死亡率は3～10％にも上り、1期であっても術後の5年生存率は50～60％。がんが暴れたり、ダンピング症状（食べたものがストンと小腸に落ちて腹痛や動悸に苦しむ）のために少しずつしか食べられず激やせ、などの合併症・後遺症が原因です。

2 放射線治療は、のどの痛みや食道炎などのリスクはあるものの、手術より安全で生存率も高い。ただし副作用のある抗がん剤は断って、放射線だけにした方が安全。照射の回数も、言われるまま受ける必要はありません。手術と違って、途中で逃げることもできます。

3 がんがどれほど大きくなっても、毒が出るわけではないから、それだけでは死なない。

ただ食道は食事の通り道だから、がんで塞がると食事が摂れず、なにもしないと栄養不足で亡くなります。だんだん痩せて、枯れるように死んでいくので、がんと診断する方法がなかった時代は、「老衰死」とされていました。

食道が塞がってすぐ死ぬなんてデタラメ。対処法がいろいろあります。放射線を当ててがんを小さくする。金属の網でできた筒状の「ステント」を留置して、食事が通るようにする。バルーン（拡張器）を固定する。胃ろう（胃に小穴をあけて、チューブで直接、栄養を流しこむ。P.201）をつくるなど。栄養さえ摂れたらひとまず安心。命が奪われるのは、肺や肝臓などの重要臓器にひそんでいた転移が大きくなり、呼吸や解毒機能などが止められた時ですが、普通はそこまで何年もかかります。

手術を断った場合に提示される、抗がん剤＋放射線の「化学放射線療法」は、手術よりは安全で、5年後の生存率も手術より少し高い（J Clin Oncol 2007;25:1160）。

ただし放射線だけで治療するのと、化学放射線療法の生存率は変わりません（Cancer Treat Rev2012;38:599）。抗がん剤の副作用で苦しんだり、命を縮めるのは損です。

近藤先生の治療方針を実践してみて

●もし手術を選択していたら、どれほど大変だったか

T大学病院の外科ドクターが「2ヵ月も放置したら、がんが大きくなって食道を塞いで、命を落とす」「手術がよい選択」「放射線治療はのどへの刺激が強すぎて食道炎になり、食事も難しくなる」と、あまりに手術を推すので調べたら、私と同じ「頸部食道がん」の手術について、論文を書いていました。とにかく手術の実施数を増やしたいわけです。

K病院では、化学放射線療法を終えた瞬間、医療チームの内科医が「すぐ再発しますよ」。医療の本質「手当て」の意識や、患者へのいたわりなど皆無。病院経営や自分の成績のために患者の誘導に邁進し、教科書やガイドラインが命なんです。比較データや、治療の程度と生存年数などのエビデンス（科学的証拠）に基づく説明も、一度も聞けませんでした。

近藤先生の説明はエビデンスに基づき、助言はこまやかでした。もし手術していたら再発して、今も加療中だったかもしれません。後遺症もどれほど大変だったかと、ゾッとします。背中を押していただいたことに、感謝しています。

証言18

食道(しょくどう)がん

S・Mさん　70代　女性

「桑田佳祐さんも同じ手術をして元気」。でもお断り。体調は良好

がんを見つけたきっかけ

専業主婦で基本、自炊。常に栄養のバランスを心がけ、月～土曜の夜は夫と焼酎のお湯割りを２００㎖。タバコは30歳でやめた。運動はラジオ体操＋ウォーキングマシン１日30分。

・**２０１２年12月（67歳）**　ランチのピザが突然、のどに詰まった。あわてて水を流しこんでも、のどを通らず水だけが戻ってくる。１分ほど苦しく、「これはおかしい」と思った。

・**２０２１年１月（75歳）**　山芋とろろがのどに詰まり、２～３日詰まった感じが続いた。

症状・治療の経過

・**2013年12月（68歳）** ピザがのどに詰まったのが気になり、近くの病院に行ったら「こんなの大丈夫」。処方された胃薬を飲みながら、2ヵ月ほど過ごした。

・**2014年春（68歳）** 症状はなかったが気になり、国立病院で内視鏡検査。「食道がんステージ1。食道の上の方を、サッと取れば大丈夫。桑田佳祐さんも同じ手術（患部を切除し、胃と食道をつなぐ手術）をして元気ですから」。B医大を紹介されて受診すると、「食道を切除して、胃を引っ張り上げて代用します。リンパ節まで取ります。手術しないと、半年～2年以内に食べられなくなります」

・**5月1日** 近藤先生にご相談。「ほっといても大丈夫。治療したいなら放射線治療を」

・**6～8月** 自分で調べた都立K病院で「化学放射線療法（抗がん剤＋放射線）」を受けることにした。抗がん剤は断りきれず承諾したが、開始4日間で白血球数が上がり、中止に。3ヵ月入院して、放射線を計50グレイかけた。後遺症は特になく、体調はずっと良好。

・**2021年4月15日（75歳）** 近藤先生に2度目のご相談。放置して元気に暮らしている。

近藤先生への相談内容

1　病院は「手術以外の治療法はない」の一点張りなのですが、手術は必要ですか？

2　放射線治療は、ほかの器官にも放射線がかかりますが、危険はないですか？

3　「ほっとくと、すぐ食べられなくなる」と言われたことが気になっています。

4　「がんには玄米が良い」と聞きますが、先生のご意見は？

がんになる何年も前、夫が近藤先生の座談会の記事を読みながら「へえ、こういう考え方もあるよ」。夫婦で記事をむさぼり読んで近藤理論にハマり、著書を買いこみました。

B医大で、私は身長148cmで体重が35kgなので「手術後はしっかり食べられないから、体重25kgぐらいになったら大変」と担当医に言ったら、「3kgから5kgぐらいやせますが、すぐ回復しますよ」と、軽く言われました。また、都立K病院に、放射線治療のため入院する朝には、主治医の部下の外科医から電話があって、「手術にされませんか?」と聞かれたので、「そうまでして手術をさせたいのか」と、本当にびっくりしました。

Dr.近藤回答＋解説

●「がんに効く食べ物」なんて、ひとつも証明されてない

1 内視鏡で写真を撮ったから見つかっただけで、こんなのはなんでもない。ほっておいても大丈夫です。普通の生活をしていればいい。

もし治療をしたいなら、放射線がいいでしょう。手術をすると、合併症や後遺症のために直後から亡くなる人が出てきます。放射線は、手術に比べたら、はるかに体を痛めないから。抗がん剤をプラスする意味はありません。というより手術と同じか、それ以上に危険。高齢になるほど、白血球減少や貧血などの骨髄障害、間質性肺炎などの肺障害、心不全、腎不全などで急死しやすいから、くれぐれも気をつけて。

2 放射線を照射する範囲は、のど元から胃の上部にかけての広い範囲ではなく、食道にある初発病巣だけにしてもらうことがポイントです。ただし、たとえ放射線だけで治療しても、副作用で亡くなるケース、がんが暴れだすケースをゼロにはできないことは注意すべきです。

3 あなたのがんは、ほっといたら食道を塞ぐようなタイプではないから心配いりません。

4 そもそも「がんに効く食べ物」なんて、ひとつも証明されてないし、玄米を食べ始めた人は玄米菜食に進んで、どんどん痩せていきやすい。やせれば（がん患者でなくても）早死にします。がんに対する抵抗力が失われて、がん細胞が暴れだすこともあります。肺炎などの感染症も招きやすく、食事療法に励む患者さんほど、早死にしやすい。このことに、僕は自信をもっています。ご自分がおいしいと思うものを、バランスよく食べてください。

食道がんの手術には、食道を残せる「粘膜剥離術（ねんまくはくりじゅつ）」があります。がんが食道粘膜の最上部にある「上皮」にとどまっている（と見える）場合、内視鏡で観察しながら粘膜下層にメスを入れ、粘膜をはいでいく手術が実施可能。切除手術よりは断然マシです。

ただし粘膜剥離術にも「術後に食道切除を申し渡されてしまう」「合併症で食道に穴があいて緊急手術になり、食道を切除されてしまう」「術後に食道が狭くなって、食べたものが通らなくなり、生活の質（QOL）が著しく下がる」などの問題がある。そういったさまざまな点を考慮すると、やっぱり「放置が一番安全に長生きできる」という結論になります。

近藤先生の治療方針を実践してみて

●「一緒に写真を撮りたい」と言ったら気さくに「いいですよ」

私が元気でいられるのは、「手術は寿命を縮める」という、近藤先生の教えを守ってきたからだと信じています。でも友人たちは、がんの手術をして早死にした人が身近にいても、「手術しかない」と思っているようです。がん治療を推し進める先生たちは、「近藤誠」の名前を出すと、あやしい話を聞いたように苦笑い。「自分が正しい」と思っている？　病院の方針に従順？　近藤先生を認めたくない？　手術件数を上げたい？　私にはわかりません。

近藤先生は言葉は多くないけれど、ひとことひとことに重みがありました。強い信念を持ち、自分の意見を曲げずに生きているかた。確信を持っている「強さ」を感じました。ほかの先生との対談や批判の声などを読んでも、近藤先生の方がよっぽど深く研究しています。

それでいて、気さく。夫と3人で写真を撮りたいとお願いすると、「いいですよ」とニコニコして応じてくださいました。そばに本がいっぱい置いてあり、一冊くださるとおっしゃいましたが、全部持っていたので遠慮したら「すごいな！」と言われてうれしかったです。

証言19

食道胃接合部がん

I・Hさん　70代　男性

放置を選び、PET検査もキャンセル。その後5年絶好調

がんを見つけたきっかけ

2017年（64歳）まで25年間、予備校勤務で深夜帰宅。ほぼ外食。55歳まで喫煙。

2015〜16年（62〜63歳） 2年連続で「食道炎の疑いあり。病院で検査を」と言われたが、痛みはなく、以前、別の病気を疑われて無事だったので、病院には行かなかった。

2018年7月（65歳） 人間ドックの胃カメラ検査で「食道がん。患部は食道と胃の接合部にあり、扁平上皮がん（粘膜組織から発生）」の判定が出てN病院での精密検査を勧められた。

症状・治療の経過

治療はしていない。近藤先生の放置療法でいくことに決めたので、ステージ確定のためのPET検査もキャンセルした。その後5年、がんの検査は受けていない。自覚症状はなにもなく、規則正しい生活を心がけているので、体調は絶好調。

・**2018年8月（65歳）** 人間ドックの医師に紹介されたN病院で、胃カメラとCT検査。結果は「食道胃接合部がん（腫瘍の中心が食道と胃の接合部から上下2cm内）ステージ2か3」。「気管分岐下、大動脈弓下リンパ節に軽度のリンパ節腫大（腫れ）が認められる。リンパ節転移があったらステージ3になります」。「PET検査で正確なステージを確定します。転移がなければ、まだ今のうちなら手術すれば完治できる」と、1週間後に検査の予定が組まれた。ネット検索で近藤先生を知り、本も読み、PET検査をキャンセルした。

・**9月26日** 近藤先生にご相談。「放置しよう」と、セカンドオピニオンを受ける前にほぼ気持ちが固まっていたので、背中を押してほしかった。放置してなにもおきていない。

近藤先生への相談内容

1　リンパ節転移の疑いがあるということは「本物のがん」の可能性が高いですか？

2　転移がなければ手術だけで根治を目ざせる、という医師の言葉は信用できますか？

3　放置して、がんが増大して食べ物が通りにくくなったら、どうしたらいいですか？

4　食事療法は全く無意味ですか？　糖質制限はした方がいいのでは？

担当医から「すぐに手術が必要。ＰＥＴ検査で転移がなければ腹部を割いて食道を引っぱり出し、患部を切除すれば根治を目ざせる。リンパ節に飛んでいたらそれも切除するので、脇腹を割く大手術になる」と言われて暗然。ネット検索で初めて近藤先生の存在を知り、「今のがんの標準治療は間違っている」という主張に、目からウロコの思いでした。

著書を読むほど放置療法への確信が強まっていき、近藤先生を訪ねる目的も、「セカンドオピニオンを得る」というより「生身の先生にお会いして背中を押してもらいたい」「近藤先生という人物、人格をこの目で見て、感じたい」ということがメインになっていきました。

Dr.近藤回答＋解説

●食道がんと胃がんの切除手術は、どういう場合も勧めない

1 自覚症状のない「健診発見がん」で、画像を見る限り病状が比較的初期段階なので「がんもどき」の可能性が高いと思います。

2 食道がんと胃がんの切除手術は、僕はどういう場合も勧めません。生存率が上がるという証拠がないのに合併症、後遺症がひどい。「消化管をつないだ縫い目から食事がもれて細菌感染して、肺炎や敗血症になる」、「激やせ」など早死にの危険が多すぎます。

3 「もどき」であっても、もしも今後、病状が進んでがんが大きくなり、食べ物がのどを通らなくなったら胃ろう（胃に小穴をあけて、チューブで直接、栄養を流しこむ。P.201）をつくる。それで20年、以前と変わらない生活を続けている患者さんもいます。

4 糖質はがんのエサだからと、糖質制限や断糖を勧める医者がいるけど、それを守ると普通はどんどんやせる。つまり栄養不足になり、正常細胞も免疫系も弱って、がんに対する抵抗力が失われます。がん細胞が暴れだすこともある。食事療法は早死にを招きます。

がんを放置すると決めたら、経過観察の定期検査も受けないこと。将来、もしも夜も眠れないほどつらい症状が出てきたら、そこで病院に行けば十分です。

特にCT検査は避けてください。放射線を用いるので、「放射線被ばく」による発がんリスクも加わります。オーストラリアの調査では、20歳未満でCT検査を受けた68万人の子どもたちは、受けていない子どもたちの発がん率を100％とすると、CT1回ごとに発がん率が16％ずつ上昇。平均被ばく線量はごく微量で、平均で4・5㎜シーベルトでした。

成人はそれまで生きてきた期間に、正常細胞に変異遺伝子を多数ためこんでいます。放射線の「あと一撃」で発がんする正常細胞が増えていると考えられ、僕は、むしろ年を重ねるほど、同一線量あたりの発がん性が高まると推測しています。成人の、術後のCT検査での被ばく量は、首から骨盤までの全身CTで20～30㎜シーベルト以上。造影剤を入れて再度CTを撮ると、40～60㎜シーベルト以上にもなる。CT検査1回で、オーストラリアの調査の平均線量の10倍を被ばくする（発がん率が160％増しになる）可能性があります。

CT検査をすると転移が早く見つかり、無用の抗がん剤治療が始まるので、それも死期を早めやすい。放置を決めたら、がんのことは忘れて、とにかく病院に近づかないことです。

近藤先生の治療方針を実践してみて

●無治療で目いっぱい活動。まずは近藤先生の本を読んでみてほしい

東京から何十年ぶりに戻ってきた知人曰く「最近はがんを治療しない人もいる」。直後にがんを告知されたので、近藤先生の主張に「これだ！」と思い、著書『医者に殺されない47の心得』『がん放置療法のすすめ』『がん治療の95%は間違い』を、夢中で読みました。

実物の近藤先生は物腰がやわらかく、誠実な印象。開口一番「沖縄から来られたんですね。翁長さん（翁長前知事。すい臓がんの手術後3カ月で死去）も手術しなければ、もっと生きられたのに残念でしたね」。私が持参した資料については「がんには間違いないけど、僕は〝がんもどき〟だと思う」「症状が出ないうちは、忘れることが一番」とおっしゃいました。

当事者の本音は「がんを忘れるなんて無理」。一方「いつ、その時（飲みこめないなどの症状が出る時）が来てもいいように、今を精一杯生きよう」と腹をくくり、ライフワークである、某大事件の究明を目いっぱいやっています。手術されていたら、やせ衰えてなにもできなかっただろうと思うとゾクッ。みなさんに、まずは近藤先生の本を読んでほしいです。

「抗がん剤」では治らない固形がん

胃がん

「胃がん」は、胃の壁の内側を覆う粘膜の細胞が、何らかの原因でがん細胞となり、無秩序に増えていくことにより発生します。多くが、健診で発見されます。

標準治療

がんが粘膜にとどまる「ステージ1A期」でガイドラインの条件に合致すれば内視鏡による切除ができるが、粘膜の下に達していると胃切除になり、ほぼリンパ節も郭清。「2～3期」では術後に抗がん剤治療が加わり、最終病気の「4期」は抗がん剤治療が主になる。

Dr.近藤解説

僕は慶応大学病院時代を含め、何百人という胃がん患者の相談に乗ってきました。しかし、全ステージを通じて、胃切除を勧めたケースは一例もありません。早死にしやすいからです。

日本の消化器外科医が太鼓判を押す、「胃切除＋リンパ節郭清」の術後30日以内の死亡率は、オランダの比較試験では「胃切除のみ」の2倍以上でした。胃切除ケースは「本物のがん」の可能性が高く、ひそんでいた臓器転移が手術によって暴れだすリスクもあります。

結論としては、胃切除を断るしか道はありません。手術に同意すると、がん薬物療法を受けることになりやすく、それも命を縮めます。新薬と言われる分子標的薬「ハーセプチン」や、免疫チェックポイント阻害剤「オプジーボ」も、抗がん剤同様に「劇薬」指定で副作用が強く、命を縮める危険が大きい（P.53）。それらが承認される基礎となった比較試験は製薬会社が実施し、金銭的につながりのある医師たちが協力していて、信用できません。

また「早期発見」で内視鏡による切除ができる病変は、99%以上が「がんもどき」。治療しなくても死ぬことはなく、放っておくと消えることもある。一方、内視鏡による「粘膜下層剥離術」（ＥＳＤ）は、胃に穴があくなどの「術中の合併症」が推定5〜10%。ＥＳＤが上手な医師のいる病院には若手医師も多数いるので、練習台になることを覚悟してください。

結論としては、「内視鏡で切除できる」と言われても断るのが、ラクに安全に長生きする道です。根本的には、胃がんが見つかるような検査（健診）を受けないようにすることです。

証言20 胃がん、膀胱がん、尿管がん

K・Tさん　80代　男性

3つのがんを抱えて20年。「手術しないと必ず転移」はウソだった

がんを見つけたきっかけ

50代は管理職でストレスが多く、よく会食で深酒した。喫煙は18歳以来、1日20～30本。2001年、60歳で定年退職を機に禁煙し、酒量も減らし、卓球やウォーキングも始めた。

・**〈膀胱がん〉2001年夏（60歳）** 排尿時に下腹部が痛み、エコー（超音波）検査で発覚。

・**〈胃がん、尿管がん〉2020年6月（79歳）** 黒い便（消化管出血のサイン）が出てめまいもあり、近くの内科医院の胃カメラ検査で胃がんが発覚。尿検査で血尿も確認された。

症状・治療の経過

・〈膀胱がん〉２００１年８月（60歳）　総合病院で「グレード１（最も良性に近い）」と診断され、尿道から内視鏡を入れてがんを削った。03、04、06、08年に再発。内視鏡で切除。

・２００９年（68歳）　09年以降は異常なく、最後の検査は２０１１年（70歳）。

〈胃がん、尿管がん〉２０２０年６月（79歳）　内科医院の採血検査で「貧血」、胃カメラで「胃がん」発覚。ヘモグロビン値９～10（男性は10g／dl以下で中～重度貧血）のため輸血。

・７月　内科医院からの紹介先、Ｋ病院で胃カメラ、ＰＥＴ、ＣＴ、病理検査。「胃がんステージ２。中央部よりやや下に５㎝程度、下部に小さい腫瘍がある」。治療は「腹腔鏡下で胃２／３切除、幽門（胃の出口）、リンパ節も切除。その後、抗がん剤治療」を勧められた。泌尿器科のＣＴ検査では「尿管の片側に、６㎜程度の尿管がん」が見つかった。

・８月３日　近藤先生にご相談。胃がんも尿管がんも無治療で様子を見ることにした。

・２０２１年２月（80歳）　出血が激しく胃を２／３切除。尿管がんは、血尿を無視して放置。

・〈骨転移〉２０２２年９月（81歳）　骨転移が見つかったが、たいして痛まないので放置。

近藤先生への相談内容

1　胃の出口を残す手術を受けられる可能性はありますか？
2　放置して、がんが胃の出口を塞いだ時の対処法を教えてください。
3　尿管がんを放置した場合の血尿対策は？

膀胱がんになってから、『「余命3か月」のウソ』をきっかけに、著書を10冊以上読み、近藤先生の意見には、理論的に心から納得できました。

医者たちから胃がんと尿管がん、両方の手術を強く勧められ、胃の手術後には、TS－1という飲み薬の抗がん剤や、それが効かない場合にはオプジーボ（免疫チェックポイント阻害剤）も提案された。「どちらも早く手術しないと必ず転移して、にっちもさっちもいかなくなる」などと脅され、何枚もの同意書にサインを求められました。

しかし、80歳を目前に2回も手術することには、体力的にも、痛みや後遺症についても抵抗が強く、きっぱりと断り続けました。近藤先生の意見を聞いてから、決めようと思いました。

Dr.近藤回答＋解説

がんが胃の出口を塞いだら「胃・十二指腸ステント術」を

1 胃がんのCT画像を見ると、胃壁の深いところまでがんが達しています。これはタチの悪い、本物のがんと思われるタイプ。手術すると5年生存率は40～50%。放置したら5年は生存できる。なにもしないで様子を見て、輸血が追いつかないほど出血がひどくなったら、その時の状態を見て対処法を考えた方がいいから、また相談にいらっしゃい。

2 がんが胃の出口を塞ぐと食事が摂れないから、胃切除をされやすい。でも、内視鏡で「胃・十二指腸ステント（筒状の金属網）」を挿入すれば食事ができるようになり、がんが暴れる危険もない。ただガイドラインの流れが「切れるものは手術。できなければ抗がん剤」で、ステント術は標準治療に入ってない。やってくれる医師を探す必要があります。がんが胃の入口を塞いだときにもステント術が実施されることがありますが、こちらは、まだ技術的に発展途上と考えておいた方がいいでしょう。

3 尿管がんは特に、取るとがんが暴れだしやすい。胃がんと尿管がんの両方を切除すると、5年生存率は20％に下がります。尿管は片方がダメになっても、もうひとつあるから命にかかわらない。尿管がんは、血尿を気にせず放置して大丈夫です。

進行がんの症状緩和のために、胃に放射線を照射すると、がんが著しく縮小するケースがあります。ただ、医療界全体が、これまで胃切除中心だったので、胃に対する安全な照射方法を知っている放射線治療医がほとんどいないのが問題。

放射線を当ててがんは消えたものの、患者本人は大出血のために亡くなったケースもあります（拙著『がん治療の95％は間違い』参照）。胃の正常組織は放射線感受性が高く、穴があいて腹膜炎になったり、出血死する可能性がある。

放射線治療が効きそうかどうかは、がん腫瘤の形状から判断がつきます。ただこれもノウハウの範疇になり、経験がない放射線科医だと判断が難しい。

安全な線量は1回（1日）2グレイで週5回、4週間。総線量は40グレイ。これくらいなら大丈夫です。50グレイになると、頻度は低いものの、潰瘍や出血が生じることがあります。60グレイは禁忌と考えるべきでしょう。

近藤先生の治療方針を実践してみて

●がんと共存する道もあるし、がんイコール死ではない

胃がんの出血のため2度も輸血したので部分切除に踏み切りましたが、出血がひどくなければ手術はしなかった。術後は少しずつしか食べられず、170cm55kgから半年で10kg減。2年たっても4kgしか戻らず、ふらふらします。近藤先生の言葉通り、手術は大けがです。

尿管がんは、時折ワイン色の血尿が日に2〜3回、数日続きますが、貧血にならないので放置。CT検査で水腎症（尿の通り道や腎臓に尿がたまって拡張）の兆候が見えましたが、無症状なのでこれも放置。骨転移後に勧められた、抗がん剤ゾメタなどの化学療法も断りました。

抗がん剤は全細胞がダメージを受けるので、要注意です。

がんと共存する道もあるし、がんイコール死ではない。問題は、がんが生まれた臓器、転移した重要臓器が、機能不全を引き起こすかどうかです。すべて近藤先生に教わりました。

近藤先生は、日本の医学界からどんなに批判されても信念を曲げず、ブレることなく、多くの患者に正しい理論を語られてきました。その姿に、敬意を抱きます。急逝を悼みます。

証言21 H・Tさん 70代 男性

スキルス胃(い)がん腹膜転移(ふくまくてんい)疑い

「胃がんが筋層に達し、ステージ3〜4」。完全放置

がんを見つけたきっかけ

50代前半に機械商社を興し15年運営。大手に買収（M&A）され大変なストレスだった。

・2015年（68歳）健診で「前立腺肥大」「慢性胃炎」と診断されたが、放置した。

・2020年2月12日（72歳）みぞおちの鈍痛が2ヵ月ほど続き、近所のH病院で胃カメラ+生検、エコー検査。「胃がんステージ3〜腹膜転移の可能性が濃厚で、その場合4。胃の出口近くに、2〜3㎝のクレーター状腫瘍。最も深い筋層に達している。すぐ手術を」。

症状・治療の経過

胃がんは完全放置して、痛みはオプソ（モルヒネ）で抑えている

・**2020年2月、3月、11月（72歳）** 近藤先生にご相談。造影剤CT検査など断った。

・**2022年2～3月（74歳）** 胃の周辺、腹部、さらに背中の痛みもひどくなったので、T医療センターで胃カメラとCT検査。「病状が進行している。このままでは食が細り、痛みも激しくなる。早く手術を」と強く勧められた。まだ痛み止めは使わず。

・**3月19日** 近藤先生に4度目のご相談。緩和ケアクリニックの探し方を教わる。

・**4月** 日中や起床直後、背中の左右が強く痛むので、近藤先生に聞いたM緩和ケアクリニックを受診。膨満感、食欲不振、吐き気が続くようになるが、まだ痛み止めは求めず。

・**6月** 食欲がなく疲れやすく、背中の痛みで目が覚めるので、Mクリニックで初めてオプソ（モルヒネ内服液。1包5㎎）を処方してもらう。数回の服用で、症状が改善した。

・**9～12月** 激しい腹痛で救急搬送。胃に穴が開き、腹膜炎も。20日間入院して抗生物質の点滴など。退院後は栄養をうまく摂るコツがわかり、少し太って、年末段階で小康状態。

近藤先生への相談内容

1　私の胃がんは「もどき」「本物」のどちらですか？

2　転移している場合、がん細胞だけを殺す特効薬が、近い将来に誕生する可能性は？

3　痛みがひどくなったり、胃の出口が詰まって食事が摂れなくなった時の対処法は？

2012年、対談本『どうせ死ぬならがんがいい』に大いに賛同しました。15年に「前立腺肥大」「慢性胃炎」が見つかった時、書籍やネットで近藤先生の考え方を詳しく知り、腹にストンと落ちました。「がんになったら放置する」と、心に決めました。

現実に「進行がん」と告知されても、気持ちは揺るがなかった。みぞおち付近に痛みや違和感を覚えても、食欲はありました。手術を受けたら生活の質（QOL）がドンと下がった上、「縮命」効果しかないのでは。とても外科手術のお世話になる気はしませんでした。「近藤先生はどのようなお人か」「どんな事務所でお仕事をされているのか」「小生の症状を伝えたら、アドバイスをもらえるだろうか」という思いで、妻と一緒に先生を訪ねました。

Dr.近藤回答＋解説

開腹手術をして腹膜転移があると、ほぼ全員が3年以内に亡くなる

1 進行がんは「本物のがん」です。でも放置した場合、僕が診てきた患者さんは、ほぼ全員が3年後も存命でした。一方、開腹手術をして腹膜転移が見つかるとほぼ全員、術後3年以内に亡くなっています。病院はどこも必ず手術を強く勧めてくるので、気をつけて。

2 あなたのタイプの（スキルス胃がんが強く疑われる）場合、たいてい転移している。ただ、CT画像を見る限り、現時点（2022年3月）では、明らかな転移は見当たりません。

がんは正常細胞が少し変異したものだから、がん細胞だけを殺す薬の開発は当面、難しそうです。「夢の新薬」とされたオプジーボも、特効薬にはなり得なかった（P.54〜55）。

3 あなたのがんは、幽門（胃の出口）の手前の小彎（左側のカーブ）にできている。幽門が詰まると食事が摂れずどんどんやせて、いわゆる老衰で最期を迎えることになります。詰まるのが数ヵ月先なのか、数年後か、詰まらないのかは誰も予測できません。もし詰まったら腸瘻（お腹に小穴をあけてチューブを小腸に通し、直接、栄養剤を注入する）もつくれ

ますが、感染症を招くなどリスクが多いので、僕はお勧めしません。

食事が摂れなくなったら、在宅医や緩和ケアクリニックなどに世話になるから、全国の在宅医のリストが載っている雑誌『さいごまで診てくれるいいお医者さん』(朝日新聞出版。2年ごとに改訂)を参考に、近所の在宅緩和ケアクリニックを訪ねておくといいでしょう。


最近は緩和ケア病棟の患者さんにも、医師が抗がん剤治療を勧めているので気をつけてください。肺がん4期で抗がん剤を拒否した患者さんから聞いたのは、同じ病院の緩和ケア医から「緩和ケア病棟に入った患者さんの3割が脳梗塞を発症するので、その予防のためにも、抗がん剤治療を」と言われたと。仰天しました。僕は、抗がん剤を断ったり無治療で終末期を迎えた人たちを大勢診てきました。脳梗塞を発症したかたは、ひとりもいませんでした。

緩和ケア病棟で脳梗塞が多発するのは、抗がん剤治療で生命力が衰え、飲食にもこと欠き、脱水状態にある人たちを主に収容しているからでしょう。だから血液が濃縮して、脳の血管内で凝固する。脳梗塞は抗がん剤の副作用なのに、がんのせいにして、新たな患者に抗がん剤を勧める口実にする。そういう恐ろしいことが、臨床現場で行われているのです。

近藤先生の治療方針を実践してみて

●スキルス胃がんの疑いが濃厚な自分が、まだ生きている！

H病院の医師は私に「進行がん」と告知しながら「根治できるので1日も早く手術を」。そして、「近藤先生は間違っている。放置患者があちこちで亡くなっている」と断言しました。治療しない患者を二度と診ることも、生死を確かめたこともないはずなのに。治療した患者は死んでないのか。言葉がすべて軽すぎて、あまりに無責任でした。ほかの病院の医師たちも、近藤先生の名前を出すと、例外なくいやーな顔をして口を曲げて、「紹介状は、書けません」。そういう世界なんだと、よくわかりました。

近藤先生は気さくでした。「録音どうぞ」と言われて「本当に隠し立てをしない先生なんだ」と信頼感が増した。説明もていねい。「赤ひげ」って、こんな先生だったのでは。

今は、食事のひと口ひと口に最も「生きている実感、生きる喜び」を感じます。スキルス胃がんの疑いが濃厚な自分が、まだ生きている！　CT上では転移もしていない！　これは事実で、このことをもって、「放置は正しい選択だった」と思っています。

「抗がん剤」では治らない固形がん

大腸がん（結腸がん、直腸がん）

血便や、便が細くなって見つかります。盲腸、上行結腸、横行結腸、下行結腸、S状結腸の「結腸がん」と「直腸がん」があり、直腸を切除すると人工肛門に。

標準治療

がんが粘膜にとどまる「0期」は内視鏡で切除。「1～3期」は大腸の部分切除（大腸切除術）。「4期」でも、可能なら大腸切除術が実施される。2期で「抗がん剤＋手術」が提案されることがあり、3期は術後に6ヵ月ほど「多剤併用化学療法」。4期は抗がん剤が主治療。

Dr.近藤解説

大腸がんの進行度は「0期」と「1～4期」に分かれます。0期と1期の多くは「便潜血検査」や健康な時に受けた内視鏡検査で見つかる、無症状の「健診発見がん」です。

しかし健診で大腸がんを見つけようと努力したグループは、「総死亡数」が増えることがわかっています（拙著『健康診断を受けてはいけない』参照）。健診を受けずに暮らす。もし受けて大腸がんが見つかっても、忘れて暮らす。これが最も安全に長生きできます。

一方、便に血が混じる「血便」、便が細くなる、便秘、便秘が高じて全く出ない、などから見つかった「症状発見がん」は、「本物のがん」の可能性がずっと高まる。本物のがんの場合、手術するとひそんでいる臓器転移が暴れだして、死を早めます。ことに腹膜転移がひそんでいた場合、メスで生じた傷口にがん細胞が入りこんで増殖し、「腹膜再発」して小腸を外から狭めて、「腸閉塞」を引き起こします（放置患者には見られない暴れ方）。

また、肛門に近い直腸がんの手術は「人工肛門」になりやすく、お腹に付けた「集便バッグ」に便をためて捨てる毎日になります。しかし、手術で肛門を残すと括約筋がゆるみ、便が垂れ流しになりかねません。ステントも肛門を刺激してひどく痛むので、不向きです。

人工肛門を避けるひとつの方法は「放射線治療」です。直腸・肛門部に放射線を照射すると、患者たちの3割以上で、腫瘍が消失します（がん細胞が残っていて、再増大してくるケースも含む）。抗がん剤を併用する「化学放射線療法」だと、完全消失率は4割程度になります。

証言22

結腸がん　O・Yさん　70代　女性

「手術しないと余命1年」はデタラメだった

がんを見つけたきっかけ

2009年（65歳）まで公務員。退職後は朝5時起床、食事は自炊、水泳やウォーキングにも励み、健康と体力には自信があった。喫煙はしない。飲酒はビールを1日500㎖。

2021年1月（76歳） 肛門から肉片のような異物が飛び出して、少量の出血が続いた。

2022年2月（77歳）「いぼ痔」だと思っていたら異物が増大し、排便のたび激痛と多量の出血が続くので近くのO胃腸科へ。「痔がひどい状況なので、手術が必要かもしれない」

症状・治療の経過

2022年2月22日（77歳）　紹介先のT病院で「下部内視鏡検査」（肛門から入れたカメラで大腸内部の観察）をしながら、ポリープ数個を切除。24日にCT、25日に造影剤CTの各検査。

3月7日　T病院の診断は「直腸がん。肛門を塞ぐように腫瘤があり、1型（腫瘍のかたまりが腸内に出っ張る型）。進行がんで、手術しないと余命1年」。

T病院の医師の勧めは「直腸切除術後に人工肛門設置＋抗がん剤」。「人口肛門にはしたくない」「体にメスを入れたくない」と言っても、全く聞いてくれないのでそのまま帰宅した。

3月12日　近藤先生にご相談。放射線治療を受けられる、S病院への紹介状をもらった。

3月22日　S病院でCT検査と、放射線治療の説明。治療方針に「Cetuximab の検討」とあり、調べたら分子標的薬「セツキシマブ」だったので「放射線治療のみで」とお願いした。

3月29日　放射線治療を開始。患部に計60グレイ、周囲に計45グレイ、それぞれ25回／5週間が予定されていたが、線量への不安から近藤先生にメールで再度ご相談。

4月末　最後2回を避け、各23回で終了。その後はプールもウォーキングも復活して元気。

近藤先生への相談内容

1 K病院の医師に「もう年（77歳）なので、全身麻酔も、体を切るのも、抗がん剤も、人工肛門になるのも避けたい」と言っても、K病院の医師は「手術しないと余命1年。もっと年上の人たちもたくさん手術してますよ」の一点張りで困っています。

2 直腸がんがあっても、ビールを飲んでいいですか？　野菜は食べても大丈夫ですか？

3 〈後日メール相談〉N先生に、近藤先生の手書きイラストも見せて「患部への放射線治療のみ」のお願いをしたのに「周囲にも照射」となっています。線量にも不安があります。

K病院の医師はたぶん30代で怒りっぽくて、「ほっとくと、腫瘍が肛門を塞いで排便できなくなるかもしれない、その時にはすべて手遅れ、ということもあるんですよ！」と、勝手に入院と手術の手はずまで整えていて、がん治療現場の恐ろしい実態が、垣間見えました。

娘が10年ほど前から、近藤先生のお考えと生き方に感銘を受けて、何冊も著書を拝読しています。今回のセカンドオピニオンの予約も取ってくれて、命びろいしました。

Dr.近藤回答＋解説

●60グレイを30回で照射すると、後遺症が出にくい

1 ＣＴ画像を見ると、これはステージ2ですね。大腸の壁は内側から、粘膜・粘膜下層・固有筋層・漿膜（しょうまく）という構造。ステージ2は、最も深い漿膜まで達している状態です。もしもリンパ節に転移していたら、ステージ3になります。

「余命1年」なんてデタラメ。手術や抗がん剤治療を始めると、直後から亡くなる人が出てくるけど、それは、手術の合併症や抗がん剤の副作用が原因です。大腸がんステージ2で、がんが原因で1年で亡くなるなんて、ほぼあり得ない。放射線治療でがんが縮小する可能性があるから、抗がん剤なしでやってくれる医師に紹介状を書きますね。

2 ビールのロング缶を1日1本ぐらい、なんの問題もないですよ。食物繊維は消化が悪くて腸に詰まりやすいから、野菜はほどほどに。消化がよくてタンパク質の多い、肉、魚、卵をよく食べて、体力をつけてください。

3 放射線を周囲まで照射する必要はないと、僕は考えます。しかし現在、周囲までの照射

が標準治療となり、局所（患部）だけですませてくれる治療施設を見つけるのが大変です。最大の懸念は「局所に60グレイを25回で照射」する方針。僕は「30回に分けて」と言ったはずです。25回だと1回線量が多くなり、正常組織の反応が強く出て、後遺症（直腸の出血や狭窄など）が出やすい。ただし、がんの縮小効果は25回より高くなるはずです。後遺症のリスク軽減を優先するなら、最後の2～3回を「勝手にやめる」ことで回避できます。（M医師に1回線量や回数の交渉をするのは、メンツの問題もあって難しいでしょう）。

大腸がんでは「がんが大腸内で増大して生じる腸閉塞」が起きることがあります。この腸閉塞が生じたら多くは本物のがんで、大腸切除術をすると術後にがんが暴れやすい。

僕は①大腸ステント（金属網の拡張筒）を入れてもらって便秘を解消する。②細々とでも便が出ているなら、便を柔らかくする下剤を使って手術を回避。このどちらかがいいと思います。放射線治療（抗がん剤併用含む）を選んだかたの完全消失率は、治療終了から半年～1年後が最高で、5割を超えます。抗がん剤、分子標的薬は無意味・有害です（P.38～55及び「近藤誠がん研究所HP重要医療レポート09がん新薬の闇」参照）。

近藤先生の治療方針を実践してみて

●がん告知↓いったん頭を冷やして検討を

健康にだけは自信があったので、K病院の「余命1年」宣告に大ショック。なんで私が？と、うつ状態になっていました。近藤先生が「余命1年なんてデタラメ」とおっしゃった時はホーッとしました。治療と関係ない「毎日のビール」についての質問にもにこやかに答えてくださり、抗がん剤なしの放射線治療の道も開けて、帰り道、久しぶりに笑えました。

「がんと告知された時、その場ではなにも決めない」ことの大切さを痛感しました。いったん頭を冷やして、自分が何を選択したいのかじっくり検討する時間が、絶対に必要です。

近藤先生がいなかったら、私は今も、出血や排便困難の治療の道筋さえついていなかったのでは。抗がん剤を強要しない放射線治療医を探し回っていたか、標準治療と闘うことに疲れて、手術に踏み出していたかもしれません。そして人工肛門になり、生きがいの水泳もできなくなり、心身衰弱状態に…と想像すると、ゾッとします。現実には今のところリンパ節転移もなく、排便時の痛みも消え、症状はわずかな出血だけです。感謝してもしきれません。

証言23 直腸がん

O・Fさん 50代 女性

2年放置後、放射線単独治療で人工肛門を回避

がんを見つけたきっかけ

30代前半に離婚し、働きながら3児を育てた。自分の食事はおろそか、睡眠も3～4時間だったが、健診結果は常に「オールA」。子どもたちの独立を機に2019年（48歳）再婚。

・**2019年11月（48歳）** この頃から排便時に血が何滴か垂れるようになり、それが半年続いた。閉経したところだったので「経血の残りかな」と思っていた。

・**2020年5月（48歳）** お腹がパンパンに張って胃がもたれるので、近所の胃腸科へ。

症状・治療の経過

・**2020年5月（48歳）** 胃腸科からS赤十字病院を紹介され、25日に内視鏡検査。「直腸に顔つきの悪い腫瘍がある。採取して検査に回します。次回はご主人と来てください」。生検の結果は「直腸がん推定ステージ1。手術をします。一時的に人工肛門になります。その後、抗がん剤治療を約半年という流れです」。テキストを読んでいるように言われた。

・**6月13日** 近藤先生にご相談。放置して様子を見ることにした。

・**秋** 肛門付近に痛みが出始め、翌年春にかけて体重が8kg減った。

・**2022年4月21日、5月2日（50歳）** 近藤先生にご相談。「CT画像上は転移なし。痛みがひどくなったら放射線治療医を紹介する」と言われた。放置を続けることにした。

・**夏〜秋** 肛門付近の痛みがひどくなり、放射線治療を検討し始めた。

・**2023年1〜2月（51歳）** 近藤誠がん研究所から情報を得て、抗がん剤を併用しない放射線治療を、E病院で受けた。6週間、1回2グレイ×30回、計60グレイ。

・**8月** 直腸内の腫瘍は消えて、体調もよい。肉片の突出、出血、肛門痛を薬でケア中。

近藤先生への相談内容

1 手術を受けず放置した場合、私はどのぐらい生きられますか？

2 放置して2年、肛門付近に痛みが出てきました。対処法は？

3 なにもしていないのに、半年で8kgやせました。がんと関係がありますか。

4 痛みや出血がひどくなったら、どんな対処法がありますか？

2014年、夫がネットで近藤先生を知り、著書を10冊以上読んで、近藤理論に納得していました。私も『近藤誠の「女性の医学」』や『健康診断は受けてはいけない』を拝読して「早期発見、早期治療のウソ」に気づきました。夫も私も、もし自分や親族ががんになったら近藤先生にアドバイスをいただこうと考えていました。

手術と抗がん剤はできる限り避けようと思っていました。直腸がんを放置した場合に予想される経過、起きやすい自覚症状と対処法をお聞きしたいと思い、3回ご相談しました。

最後の相談から3ヵ月後に近藤先生が急逝され、その直前に痛みが強くなったので呆然。

Dr.近藤回答＋解説

●日本は「なんでも手術主義」で、大腸がんの放射線治療に不慣れ

1 がんに毒があるわけではないから、直腸にがんがあるだけでは、人は死にません。命が危なくなるのは肺や肝臓などの重要臓器に転移して、そこで腫瘍が大きくなって、呼吸や解毒などの生命活動をさまたげた時です。

あなたは今、肝臓にも肺にも明らかな転移はないし、もしあっても生まれてから検査でわかる1cm前後になるまでに、5年から15年以上かかっています。肺も肝臓も、がんが7〜8割を占めるまで人は死にません。あせって手術しないように。

2 痛みへの対処法はまず、鎮痛剤のアセトアミノフェン。商品名「タイレノール」で薬局でも買えます。病院の処方なら「カロナール」。ほかの薬を飲んでいなければ1日4000mgまで大丈夫です。それが効かなくなったら、弱い医療用麻薬のリン酸コデインやトラマール。次がモルヒネ系。今は貼り薬のフェンタニル（P.439）が一番多く処方されています。

3 肝臓に転移があると急にやせやすいけど、あなたのCT画像には明らかな転移はないから更年期障害など、がんとは別の原因でしょう。食事はバランスよくなんでも食べて糖質制限とか玄米菜食とか、やらないように。ほとんどの食事療法は命を縮めます。栄養が偏って、たいていやせて、がんに対する体の抵抗力が落ちますから。（P.29、P.69）。

4 治療するなら、直腸・肛門部に放射線を照射するといい。おそらく腫瘍が縮小して、痛みもいったんなくなります。ぶり返すこともあるけど。ただ、日本は「なんでもかんでも手術主義」で大腸がんの放射線治療に慣れてないから、病院を見つけるのが大変。線量や照射の方法の問題もある。放射線治療を検討する時は、また相談にいらっしゃい。

ブラジルでは、大腸がんの治療は原則、抗がん剤を併用する化学放射線療法になっています。治癒率は約50%で、放射線治療のあと手術を受ける患者も多い。逆に言うと、放射線治療で半分は治っています。「化学放射線療法で10～20%治癒率が上がる」というデータがありますが、抗がん剤には副作用もある。併用するかどうかは、患者さん次第です。治療が終了して半年から1年ほど過ぎた頃、完全消失率が一番高くなり、5割を超えるはずです。

近藤先生の治療方針を実践してみて

●手術と抗がん剤を避けていれば、がんと共に生きていける

２０２２年夏（50歳）、肛門が痛み、肉片のような異物も出てきたので、近所の外科医に診てもらいました。直腸がんだと言うと「なんでそんなに悩んでるの？　今すぐ、すっきり切っちゃいな！」。肛門の痛みや異物のことはそっちのけなので、「なにが出てきているのでしょうか？」と聞いたら、あっさり「そんなのわからないよ！」。話になりません。

そして近藤先生は、急に亡くなられました。「この先どうなるのか」と落ちこみました。座るのもつらいほど肛門が痛み、鎮痛剤を飲めば「薬がどんどん増えて最後はモルヒネ？」「痛みを抱えてあと10年、仕事を続けられるのか？」「出血がもっと増えたらどうしよう」。がん患者はいつも不安です。近藤先生がいらっしゃらない空洞が、大きすぎます。

秋に放射線治療を模索し始めた時、近藤誠がん研究所のＨさんから、本書の取材ご依頼がありました。先生が紹介されていた病院などの情報を聞き、放射線治療をしてかなり改善しました。「手術と抗がん剤を避けていれば、がんと共に生きていける」と実感しています。

証言24　O・Kさん　70代　女性

S字結腸がん

「手術しないと半年で腸閉塞に」。放置して2年半無事

がんを見つけたきっかけ

長女の出産から半世紀「いぼ痔」を抱え、肛門がよく痛かった。長女が14歳で逝き、暴飲暴食のため40代で身長152㎝、体重100㎏弱まで肥満。50代で糖尿病と高血圧を患った。

・**2016年（69歳）**　この頃から排便時に時折まっ赤な血が垂れ、量も少しずつ増えた。

・**2020年8月（73歳）**　下血がひどいので市内のK病院を受診すると「大腸がんの疑いがあります」。大腸内視鏡検査（下剤で大腸を空にして、肛門から挿入した内視鏡で観察）を受けた。

症状・治療の経過

・**2020年8月（73歳）**　K病院の診断は「S字結腸がんステージ2。手術してリンパ節転移があったら3になります」。Aがんセンターでセカンドオピニオンを求め、Y病院の糖尿病の主治医の意見も聞いたが、回答は同じで「手術でS字結腸を切除するしかない」。また、3つの病院の医師たちはみんな予言者のように「手術しないと大変なことになる」と、断言した。「どんどん進行して半年で腸閉塞になります」「がんは今2cmですが、進行性なので1年で5cmになり、排便と食事に支障をきたして苦しみますよ」「1年後には排便困難になり、食べられなくなります」と、不安になることばかり言われた。

異なった点は、腹腔鏡手術がK病院では「難しい」、Aがんセンターでは「可能」。つまり、医療技術の多少の差による違いだった。

・**10月10日**　近藤先生にご相談。放置することにした。

・**2023年春（76歳）**　がん告知から2年半放置して、出血は薬で手当てして元気。3つの病院で言われた腸閉塞や、食事の支障、排便困難などはなにも起きていない。

近藤先生への相談内容

1　とにかく「痛み、苦しみ」の少ない治療法を知りたいです。

2　手術はこわいけれど3つの病院で「手術しないと半年とか1年で腸閉塞になって苦しむ」と言われました。腸閉塞は一番避けたいのですが、手術するしかないでしょうか。

3　娘から「お母さんは手術したら寝たきりになる」と言われています。あり得ますか？

私は高齢で糖尿病で、内視鏡検査だけでも嘔吐して寝こんだので手術はこわかった。でも「お医者様にはさからえない」と思っていました。娘の友人は、乳がんの全摘手術と抗がん剤治療後に脳に転移して摘出手術後、骨にも転移。「手のほどこしようがない」と言われて、ホスピスで亡くなりました。それで「手術は気持ちがザワつく」と言って近藤先生の書籍に出合い、「腑に落ちることばかり。ご意見を伺おう」と、すぐ予約を取ってくれました。

ところが当日、K病院からの診療データを開くと、肝心の大腸内視鏡検査の画像がなかったのです。近藤先生曰く「病院がイジワルするんだ。ひどいよね」。大ショックでした。

Dr.近藤回答＋解説

●放置していれば、ちゃんと寿命で亡くなるから大丈夫

1 ステージ2か3なら、がんの治療はなにもしないのが一番です。放置していればS字結腸がんでは死にません。ちゃんと寿命で亡くなるから大丈夫。安心してください。

2 半年や1年後に腸閉塞なんて起きません。もしいつか腸閉塞になっても、大腸ステント（金属網の拡張筒。P.240）などの手立てもあるから、その時の状況を見て医師を紹介します。画像を見ないと詳しいことがわからないから、もし今後、病状が悪化して内視鏡検査をしたら、必ずそのデータをもらっていらっしゃい。

3 確かにあなたは、手術も入院も危険です。歩き方を見ると、体がかなり衰えているから、麻酔でボケが出たり、入院したまま寝たきりになる可能性が高い。相談票にも「5年前、バイクに追突されて両方の太ももの付け根を骨折。車椅子生活からの復帰が大変だった」って書いてある。今は72歳でしょう。病院は事故を恐れるから入院中はどこに行くのも車椅子になって、たちまち歩けなくなりますよ。

がんと診断されると、治療しても、様子を見るにしても、病院を追い出されない限り「定期的な診察と検査」を行うことになります。診察の間隔や検査項目は病院や医師によってさまざまですが、3ヵ月に一度、診察に加えて採血、CT、超音波などが実施されるケースが多いようです。胃がんや大腸がんでは内視鏡検査も行われます。

もしも転移がひそんでいる「本物のがん」だったら、こまめに検査するほど転移が早めに、数多く見つかります。しかし固形がんは原則、臓器転移を治す治療法がありません。そのため検査をしてもしなくても、生存期間は変わりません。つまり、定期検査は無意味です。

実際、かつて乳がんや大腸がんで術後の患者たちを、①ほとんど定期検査をしない、②こまめに検査する、2つのグループに分けて生存率を調べる「比較試験」が、複数実施されました。結果は、どの比較試験も両群の「生存率」は同じでした。

医師たちも無意味と知りつつ盛んに検査をします。しないと再診料はわずかで、どの病院も赤字必至ですから。そして検査すると、わずかな数値の変化など、なにかと理由をつけて、患者さんを治療に誘導できますから。検査は、つらい症状が続く時だけ受けてください。

近藤先生の治療方針を実践してみて

●放置して3年、腸閉塞は起きず、出血は薬でケアできます

がんと診断された時からずっと「手術しかない」「早く手術を」と言われ続けて、「お医者様の言うことを鵜呑みにするのは危険」「ほかの選択肢を与えないのは、患者でなく自分たちにとって一番都合がいいからだろう」と思うようになりました。

近藤先生の一言一句にしっかりした根拠があって、信頼できました。お考えに納得して、2年半放置して、腸閉塞は起きていません。出血があって不安になると「これはがんとは関係ないよ」と、娘が説明してくれます。病院では毎回、精密検査やS字結腸切除術を勧められますが、娘のおかげで断ることができています。近藤先生が「娘さんの言う通りにしていれば間違いないよ」とおっしゃったので、頼りにしきっています。

近藤先生が最後に「がんばってね」と、握手してくださったのもうれしかったです。娘は「数多くの著書がある遠い存在だった先生が、あの瞬間、私の中で『赤ひげ先生』に近づいた」と言っています。せめてあと10年、長生きしてほしかったです。残念でたまりません。

「抗がん剤」では治らない固形がん

肝細胞がん

「肝細胞がん」は1個だけ発生する、単発が多いのですが、同時に複数個が見つかることもあります。ここでは、がんが単発の場合を考えます。

標準治療

〈ラジオ波による焼灼術〉直径3cm以内のがんは選択肢に入る。第一選択は部分切除。
〈肝動脈（化学）塞栓療法〉がんへの血流（酸素と栄養）を断ち、「兵糧攻め」にする。
〈抗がん剤・分子標的薬〉抗がん剤や、分子標的薬「ソラフェニブ」を勧められることも。

Dr.近藤解説

特別な症状はなく、肝硬変などの定期検査で発見されやすい。人間ドックなどの健診で見つかる場合もあります。肝硬変や慢性肝炎から発生しやすく、「脂肪肝」からも発生します。
肝細胞がんは放置すると、病巣が大きくなるほど肝機能が落ち、ついには肝不全で亡くなる可能性が高くなります。従って、治療すると延命効果が得られる可能性があります。ただし①治療すれば延命できるという保障はなく、②治療で苦しみ、早死にするリスクがあります。また③肝がんによる死亡は通常、がん死のなかでも最も穏やかです。そのため僕が出会った患者さんたちのなかには、無治療・放置を選ばれた方も少なくありません。

ここからは、治療を希望される場合を検討します。大きな病巣の場合、病巣を消し去るには、肝臓の（部分的な）切除が最も番効果的。しかし切除手術は非常に危険。もともと肝硬変などで肝機能が低下しているケースが多いので、（術後ではなく）術中に亡くなることもある。また肝細胞がんは、治療が成功しても新たながんができやすい。5年以内に、8割のかたに新たに新病巣が発生します。それで、あえて僕から切除手術を勧めたケースは皆無です。

「ラジオ波焼灼術」は、手術よりはるかに体を傷めません。ガイドラインの規定は「対象となる腫瘍は3cm以内」ですが、5cmでも、がん病巣が複数あっても、実施する医師もいます。

術者の経験や腕前の差が大きい分野です「肝動脈（化学）塞栓療法」と抗がん剤・分子標的薬は延命効果が認められないので、断るのが上策です。

証言25

肝細胞がん、乳がん

S・Mさん　70代　女性

25年前、乳がんでお世話になり、今回はラジオ波治療のご相談

がんを見つけたきっかけ

58歳まで編集者で、生活は現在も夜型。40代半ばの子宮筋腫をきっかけに禁煙・節酒。

・〈乳がん〉1997年（46歳）胸のしこりに気づき、慶應病院の近藤先生の外来へ。

・〈肝細胞がん〉2022年3月（70歳）体重が減って疲労感が強く、かかりつけ医を受診。腹部エコーと血液検査で肝臓腫瘍が疑われ、紹介状を持ってT病院へ。CT、MRI、ICG（肝臓の解毒能力を調べる検査）、エコー（超音波）、胃カメラの各検査を受けた。

症状・治療の経過

・**〈乳がん〉 1997年（46歳）** 近藤先生の紹介で、別の病院で「乳がん（ステージ不明）」の乳房温存療法を受けた。近藤先生には「抗がん剤はやらなくていいよ」と言われたが、執刀医に「必要」と言われ、手術（部分切除）、抗がん剤（5FU）、放射線治療をした。

・**〈肝細胞がん〉 2022年4月（70歳）** T病院で「肝細胞がん。ステージ3。7cm。急に大きくなった可能性がある。急いで切除手術を。ラジオ波治療（P.259）は不可」と診断。

・**6月23日** 近藤先生にご相談。「体に負担の少ない治療なら受けたい」と言うと、ラジオ波治療を受けられそうな2院を紹介され、J病院で相談。「腫瘍が大きいので、ラジオ波ではなくマイクロ波（2450メガヘルツ前後の高周波でがんを焼却）の方で、数回やります」。

・**9月、10月、11月** マイクロ波治療。入院日数は、9月と10月は各13日間、11月は10日間の計36日間。抗生剤の点滴で炎症反応（CRP）が治まるのを待った。腫瘍が約3cmまでなら入院は数日で、痛みも軽いようだ。私は入院も長く、痛みもひどかった。肝細胞がんは再発しやすいとのことで、退院後も月に1〜2回通院して経過観察。

近藤先生への相談内容

1　腫瘍が7㎝あるのですが、放置したらどうなりますか？　放置した方がいいですか？

2　手術以外の、体の負担の少ない治療法があるなら受けたいです。T病院では「ラジオ波治療は適応外」と言われましたが、受けられそうな病院がありますか？

3　がんの進行を少しでも遅らせるために、なにを心がけたらいいですか？

25年前に乳がんになった時、著書『患者よ、がんと闘うな』を拝読し、近藤先生にお世話になり、再発していません。肝細胞がんとわかってからは『がん・部位別治療事典』『がん治療に殺された人、放置して生きのびた人』などを新たに購入して拝読し、最新医療の現状など、とても参考になりました。

高齢でひとり暮らしなので、手術をして体が弱って要介護になるのは困ります。T病院では「腫瘍が大きく、腸に接しているのでラジオ波治療は不可」と言われましたが、近藤先生にご相談すれば道が開けそうだと思い、外来を予約しました。

Dr.近藤回答＋解説

僕の方から「切除手術を受けたら」と言ったケースは皆無です。

1 放置した場合の進行については、はっきりとは言えないけれども、あなたの場合、5年、10年、もつかもしれない。放置か治療か、するならどんな治療を選ぶかは、僕の方からは「これをやりなさい」とは言わないようにしています。そこは自分で決めなさい。

2 ラジオ波治療を数多く手がけているJ病院とM病院なら、腫瘍が大きくても対処してくれそうだから、紹介状を2通書きましょう。

3 僕は患者さんにいつも「がんになったら、やせてはいけない。少し太った方がいい」と言っています。栄養が足りないと正常細胞の方が先に弱って、がんを勢いづかせるから。お勧めは卵と牛乳。手軽に摂れて値段も安い、最高の完全栄養食品です。

「ラジオ波焼灼術」は、手術よりずっと体を傷めません。ガイドラインで対象となる腫瘍は3cm以内ですが、5cmでも腫瘍が多数でも実施する医師もいて、経験・腕前の差が大きい。

通常、消化器内科医が担当しますが「ラジオ波治療はできない」と言われた場合、真の理由は、①どこの病院でも不可能、②ほかの病院を探せば実施可能、③自分の病院でも可能だが、院内のパワーバランス上、外科の切除手術を勧めざるを得ない、などです。

3つ目のケースを考えると「チーム医療」を掲げる病院は避けた方がいい。僕は、外科の干渉を受けずに、独自に治療方針を決めている病院の内科医に患者さんを紹介しています。

また「肝動脈（化学）塞栓療法」によって、肝細胞がんはよく縮小・消失します。がんに栄養を送る血管に抗がん剤とゼラチン粒状の物質を入れて血管を詰まらせ、がんを死滅させる治療法。ただ、半世紀以上前から研究・実施されてきたのに、延命効果が認められていません。その理由は、①がん細胞が残存してしまい、再び増大してくる、②副作用で亡くなるケースがある、③新たながんが生じる、などでしょう。

薬物治療は、東大病院外科で、肝細胞がん術後の患者を2班に分けて①そのまま経過観察。②抗がん剤を1年間飲ませる。以上の比較試験が行われた結果、5年後の生存率は、①73％対②58％。抗がん剤グループの方が悪化していました（Hepatology 2006;44:891）。

近藤先生の治療方針を実践してみて

●がん放置は「悟り」に近く、私は治療を選んだけれど…

近藤先生の「本物のがんでも、がんもどきでも、放置するのが一番苦しまず長生きできる」というお考えには共感しますが、これは「運命としてありのままを受け入れる」ということで「悟り」に近い。私は「転移が出てきた時、後悔したくない」と思って治療しました。しかし、マイクロ波治療が終了してから担当医に「肝細胞がんは、手術しても5年以内に80％再発します。ラジオ波、マイクロ波なら新たにがんが出てくるたび焼けますが、延命に役立つかどうかは不明です」と言われて落胆。治療がこんなに大変で再発リスクが高いと最初に知らされていたら、ほっといたかもしれないな。そう思うこともあります。

２０２２年６月に外来に伺った時、近藤先生の顔色がよくないのが気になりました。でも、お別れの握手をしてくださった手は大きく、温かかった。それから2ヵ月もたたないうちに、知人から「近藤先生が亡くなられたようです」と、連絡が入りました。同じ乳がんで先生にお世話になったかたです。あの握手が、最後のお別れになってしまいました。

「抗がん剤」では治らない固形がん

胆管(たんかん)がん

胆管は、肝臓から十二指腸までの胆汁（肝臓で作られた消化液）の通り道。「胆管がん」は胆管の上皮（胆管内側の表面を覆う粘膜）から発生する、悪性腫瘍です。

標準治療

〈手術〉切除可能なケースは手術。胆管に加え、すい臓や肝臓との合併切除になります。

〈抗がん剤治療〉手術不能なら抗がん剤治療を実施。放射線治療は通常は行われません。

〈胆汁排泄術〉黄疸への対処。口から内視鏡を入れて、チューブでの胆汁排泄を計ります。

Dr.近藤解説

胆管は、肝臓で作られた胆汁の通り道。川の支流と同じように、次々と合流して太くなり、最後は「肝外胆管」となって十二指腸につながり、胆汁を排泄します。発生部位により、「肝内胆管がん」、「肝門部胆管がん」、「肝外胆管がん」に分けられます。

「胆管がん」の治療成績は不良で、生存率は1年後で50%、5年後は10%未満です。主な理由は、①手術の難易度が高く、合併症や後遺症で亡くなる方が多い。②手術の刺激で、眠っていた転移がん細胞が目をさまして暴れだす。③抗がん剤の毒性により早期に死亡。

術前の検査で「腫瘍が小さく、リンパ節転移がなさそうに見える」という、手術に最適なケースを考えてみましょう。「本物のがん」か「がんもどき」かは、術前にはわかりません。手術でリンパ節転移が見つかるとほとんどが「本物」で、その場合は、早期に亡くなります。

これに対して、運よく「がんもどき」だったら、長期生存する可能性があります。術前に腫瘍が小さくてリンパ節転移がなさそうなケースは、手術を受けると5年後の生存率が20%程度には上がるでしょう。しかし、術後早い時期の死亡率もきわめて高いです。

肝内胆管がんが比較的小さく、なんとかしたい場合、「ラジオ波焼灼法」なら体への負担が軽く、手術のように転移が暴れだす心配が少ない。超音波（エコー）で患部を観察しつつ、体外から患部に針（電極）を刺して、ラジオ波を流して針の周囲を焼きつくす治療法です。

抗がん剤治療には延命効果はなく、縮命効果があるので、断るのが賢明です。

証言26

肝内胆管がん

S・Hさん　80代　女性

手術後、1年9ヵ月で再発。やはり治療しない方がよかった？

がんを見つけたきっかけ

専業主婦で食生活にずっと気を配り、有機や無添加の食材で自炊。家族イベント、旅行、ボランティア活動、1日8千歩と、活動的に人生を楽しんできた。飲酒も喫煙もしない。

・2019年12月（76歳） 血液検査と超音波検査だけのがん検診で、「肝臓付近に大きな腫瘍があります」と告知され、追加で造影剤CT検査。「肝臓に4・8×6・2㎝のがんがあります」。T病院を紹介されて、MRI、腹部エコー検査を行った。

症状・治療の経過

・**2020年1月（77歳）**「肝内胆管がんステージ2」と診断。切除手術。抗がん剤は拒否。

・**2021年9月17日（78歳）** 手術後は体調が良かったが、腫瘍マーカーが上昇。PET検査の結果「多発リンパ節転移。ステージ4」と告知。「抗がん剤治療しかない」と言われたが断り、E病院でトモセラピー（放射線のピンポイント照射装置）治療をすることに決めた。

・**11月8日〜12月17日** 肝臓付近の2ヵ所を1日1回×28回、計70グレイ照射して完了。

・**2022年4月2日** 近藤先生にご相談。

・**2022年9〜12月（79歳）** 2週間、排尿のたび血尿と、直径約3㎝の血のかたまりが出た。11月、緩和ケアの相談先、M赤十字病院でCT検査。「膀胱に転移がある。再再発で余命3〜6ヵ月」と宣告。近藤誠がん研究所のHさんに聞いた「近藤先生が紹介していた、患者さん本位のI病院」で12月19日、「経尿道的膀胱腫瘍切除術（尿道から内視鏡を膀胱に入れて腫瘍を切除）」を行い24日に退院。血尿は止まった。

・**2023年1〜3月（80歳）** BCG注入療法（免疫増強薬を膀胱に注入）。小康状態に。

近藤先生への相談内容

1　ここ数日、下腹部に違和感があり、食欲も落ちています。胆管がんの症状ですか？

2　2週間後のMRI検査は断った方がいいですか。それともさほど身体に影響しませんか。

3　手術後1年9ヵ月で転移して、放射線治療をしたけれど「再再発する」と言われています。ということは、やはり治療しない方がよかったのでしょうか？

4　緩和ケアは、どういう施設や医師を選んだらいいですか？

がんになる前から新聞、雑誌などで近藤先生のお考えや活動に触れて、信頼していました。近藤先生から伺った在宅緩和ケアは、うちは夫が高齢なので難しい。主治医からは、「胆管がんで転移があると、次に症状が出たら末期のことも多い」と言われました。

それで、友人知人の評判がよかったM赤十字病院の緩和ケアセンター、駆け込めるよう、手はずを整えました。また、内視鏡手術を受けたI病院の緩和ケア病棟も検討しています。緩和ケア病棟は、実際には稼働していないところも多いので、情報収集はどうぞお早めに。

Dr.近藤回答＋解説

よくここまで、抗がん剤治療をしないですみましたね

1 胆管がんを切って、ステージ4で、ここまで元気な患者さんは見たことない。驚きました。よくここまで、抗がん剤治療をしないですみましたね。下腹部の違和感や食欲不振と胆管がんの関係は、MRIの画像を見ないとわからない。でも、どちらにせよ、80歳近いあなたの年齢を考えると、このままなにもしない方がいいと、僕は思います。

2 「もう治療はしない」と心が決まったら、MRI検査は不要です。

3 あなたの胆管がんを治療しない方がよかったか。それはわからない。がん治療には常に「賭け」の要素があるから。そこは、ご自分で考えてください。

4 緩和ケアはまず、自宅で受けられるクリニックを探した方がいい。緩和ケア病棟がある病院は、痛みがあると抗がん剤を使われたりするから、よく調べて選んでください。

女優の川島なお美さんが罹った「肝内胆管がん」は直径2cmほど。最小レベルでステージ

1でした。それで外科医に「切れば治りますよ」とでも言われたのか、切除手術を受けて、半年で再発して、1年で亡くなられた。手術によって、転移が暴れだしたことは確実です。

では、どうするか。胆管がんの自然な死因は黄疸なので、内視鏡による「胆汁排泄術」を受けて、切除手術は受けない。これが一番確実に長生きできます。特に「手術可能」とされた場合は肝機能の余力が大きいので、手術しないで黄疸にていねいに対処していけば、1年以内に亡くなることはほぼ皆無。胆汁排泄術だけで、10年生きるかたもいます。黄疸は、まず大便が白く、尿が褐色になりますが、一般的には皮膚や白目が黄色くなって気づきます。

ラジオ波治療は、世界では実施する病院が増えて、論文も多数発表されているのに、日本での導入は遅れています。胆管がん分野は外科医たちの力が圧倒的に強く、ラジオ波を実施する内科医が、その領域になかなか踏み込めない（踏み込まない）というのが実態です。

数年前、肝内胆管がんの患者さんが治療を望まれたので、肝細胞がんのラジオ波治療の「日本の第一人者」を紹介しました。でも同じ病院の外科に回され、肝臓の切除手術をされてしまった。最近は日本の状況も変わってきているので、病院をしっかり探してください。

近藤先生の治療方針を実践してみて

『「余命3ヵ月」のウソ』の通り、最期の瞬間まで希望をつなぐ

私の親友は甲状腺がんの抗がん剤治療で、嘔吐や下痢に苦しみ抜きました。ミイラのようにやせ細り、緩和ケア病棟に移って1週間で逝きました。別の友人は、すい臓がんの抗がん剤治療で一気に衰弱し、1クールを終える前に自宅に戻って3ヵ月で亡くなりました。

そして近藤先生の本を読んで「特に高齢者は、抗がん剤治療はやるべきではない」と確信し、拒み通しました。ここで学んだのは「病院の言いなりになる必要はない。納得できる治療を自分で選択し、覚悟を持って医師に伝えれば、受け入れられる」ということです。

手術の方は、胆管を切除してから著書を読み直したら「肝臓のがん、特に胆管がんは手術すると再発しやすい」と書いてありました。残念です。

「余命3～6ヵ月」宣告から4ヵ月。血尿も止まって小康状態で、まだちゃんと動けます。『「余命3カ月」のウソ』に書いてある通り、月単位の余命を言われて5年、10年と生きる人も多い。私は今後も、いいと思えることは試して、最期の瞬間まで希望を持ち続けます。

「抗がん剤」では治らない固形がん

胆のうがん

「胆のうがん」は、胆のうや胆のう管にできた悪性腫瘍。胆のうは肝臓の下にあって、肝臓でつくられた消化液、胆汁をいったんためておく袋状の臓器です。

標準治療

〈手術〉 健診発見がんでは一般に、胆のうだけを摘出する。一方、自覚症状で見つかったケースは、がんが胆のうの外に進展していることがほとんどで、肝臓の一部まで切除する。

〈抗がん剤治療〉 手術不能だと、抗がん剤治療が行われる。

Dr.近藤解説

「胆のうがん」は右上腹部の痛み、黄疸、吐き気などから発見されます。無症状で健診の超音波検査（健診発見がん）、胆石のため摘出した胆のうから見つかることもある（偶然発見がん）。

健診や偶然に見つかった場合は「がんもどき」が多く、5年生存率は50％を超えます。

一方、腹痛などの症状から発見された胆のうがんは通常、「本物のがん」がほとんどです。手術して取ろうとすると、肝臓の一部まで切除しなければならず非常に大がかりになる（拡大手術）。そして1年以内に半数が亡くなり、5年生存率は10％未満です。

治療成績の悪さには、①手術や抗がん剤の副作用で早死にしたり、②がんが暴れだしたりすることが影響しています。胆石の手術のあとに偶然、胆のうがんが見つかって、もしも本物だったら、がんがすぐ暴れだして一巻の終わりです。胆石の手術を医者に勧められた時点で、本当に必要なのかよく考えて、うかつに受けないようにしてください。

抗がん剤治療に延命効果はなく、副作用で命を縮めやすいので断るのが賢明です。

大切なのは、自覚症状をやわらげること。ことに黄疸は、放っておくと「肝不全」で死んでしまうので「胆汁排泄術」を受けてください。内視鏡を十二指腸まで入れて、胆管にプラスチックチューブや金属製のステントを留置して、ドレナージ（胆汁を体外に排出）します。

腹痛をやわらげるには、放射線治療が有効です。緩和ケアに徹するのが長生きの秘訣です。

証言27

胆のうがん

T・Rさん　80代　男性

「すぐに抗がん剤を始めないと余命2ヵ月」。無治療で15ヵ月無事

がんを見つけたきっかけ

60歳で会社を定年退職して、のんびり暮らしていた。運動はテレビ体操や水中歩行など。

・**2018年（76歳）** 逆流性食道炎（胃酸などが食道に逆流して炎症を起こす）になり塩分、糖分、脂肪分の摂りすぎに気をつけるようになった。

・**2020年（78歳）** 若い頃の結核が再燃。1日1本の缶ビール（350㎖）もやめた。

・**2021年3月11日（79歳）** 近くの総合病院で結核治療中に「急性胆のう炎」を発症。

症状・治療の経過

がん治療はすべて断り、経過観察のみ続けて、なにも起きていない。

・**2021年3月（79歳）** K病院を紹介され、「腹腔鏡下胆のう摘出術」を受けた。

・**2021年4月15日（79歳）** 胆のうがん告知。「手術時に採取した組織に異形細胞が見つかり、培養した結果がんでした」。拡大手術（P.271）+抗がん剤治療を強く勧められたがさまざまなリスクを考えて「拡大手術も抗がん剤もやりません」と伝えた。

・**8月末** 結核の服薬治療が終了し、2024年頃まで経過観察となった。

・**9月** 造影剤CTで腹部に4㎜と7㎜の「影」が見つかる。PET-CTで7ミリの影のみ反応。4~9月の血液検査結果は、すべて正常値。「おそらく腹膜播種（腹膜転移）で、もう手術はできない。すぐに抗がん剤治療を始めないと余命2ヵ月」と言われた。

・**10月28日** 近藤先生にご相談。引き続きがんの治療はしないことにした。

・**2022年12月（80歳）** 経過観察だけ続けて、3ヵ月に1度の血液検査と、半年に1度のCT検査の結果、全く異常なく体調良好。

近藤先生への相談内容

1　主治医は「腹膜播種（がんが腹膜に散らばった状態）はCTでわかる」と断言していますが、本当でしょうか？

2　抗がん剤治療を、高齢で結核の経過観察中の私が受けるのは危険ではないですか？

3　「すぐ抗がん剤治療を始めないと余命2ヵ月」と宣告されましたが、あり得ますか。

呼吸器内科の主治医が「抗がん剤を使うと結核が再燃するのでは」と懸念しているのに、抗がん剤治療の担当医は「いや、結核の服薬が終わっているから問題ありません。万が一、再燃したら抗がん剤治療を中断し、結核治療を優先しますよ」と、お気楽でした。

いろいろ疑問がわいて情報を検索している時、近藤先生の「がんはなるべくほっといた方がいい。もともと自分の細胞なんだから、目の敵にしないこと。刺激するから騒ぎだす。特に抗がん剤は命を縮める」という考え方を知って、「おっしゃる通り！」と心から賛同。気持ちがラクになり、「近藤誠セカンドオピニオン外来」のＨＰを見つけてすぐ予約しました。

Dr.近藤回答＋解説

●結核の治療中に抗がん剤を打ったら、初日に死ぬことだってある

1 CTに映った影が「がん」とされ、開胸、開腹手術をしたら間違いだった。よくある話です。アメリカの医学誌には「肺がん検査におけるCTスキャン診断の誤診率は33％」という報告が載っていました。しかし医者は「とりあえず切ってみましょう」とか「切ってみたらがんではなかった。おめでとう」なんて平気で言うわけです。あなたの場合は「もし結核菌が腹膜に飛んでいたら、それもCTには影として映る」可能性もあるのに、抗がん剤治療医は、治療に引きずりこむことしか考えてないんでしょう。

2 抗がん剤治療は全く必要ありません。延命効果は証明されていないのに、毒性の害は必ずあるから。結核の治療中に抗がん剤を打ったら、初日に死ぬことだってあるんです。

3 あなたは、結核でもがんでも死にません。2ヵ月で死ぬとしたら、それは手術や抗がん剤による「治療死」。僕は「がんを治療しない」患者さんを何百人も診てきたけど、無症状で初診に普通に歩いてみえて、2ヵ月どころか1年以内に亡くなった人さえ見たこ

とがない。しかし、がん治療を受けた人は、直後からバタバタ死に始めます。がんが恐ろしいのではない。「がん治療」が恐ろしいのです。

江戸時代、武士が夜闇にまぎれて行きずりの人を斬る「辻斬り」が横行しました。目的は刀の切れ味や自分の腕を試すこと。外科医の中には、その辻斬りのように出会う患者さん、出会う患者さんを斬っていく医者がいます。もともと切りたくて外科医になった人たちですし、「やるからには徹底的に治療する」という、医者としての使命感も拍車をかけます。

胆のうがんの拡大手術は術後30日以内の「術死」が数%〜10%、1年以内に半数が亡くなるという致死率の高さ。延命効果は立証されていません。しかしTさんは、PET-CT、胃の内視鏡検査、ERCP（内視鏡を口から入れて造影剤も注入し、胆のうや胆管の異常を精査）などを次々に受けさせられて、なんの異常もなかったのに、「がん細胞が出た」というだけで「拡大手術をして、周りの肝臓などの転移の恐れのある箇所をすべて切り取り、その後抗がん剤治療を」と勧められたそうです。医者に殺されないよう、自主防衛に努めてください。

近藤先生の治療方針を実践してみて

「結核でもがんでも死なないよ」。不安が一気に吹き飛んだ

いちばんホッとしたのは、近藤先生に「結核でもがんでも死なないよ」と言われたこと。それまで医者から言われたのは、「抗がん剤をやっても月単位で生き延びる程度」「いずれにしても、がんか結核が原因で死ぬ」「腹膜播種は、がん細胞が重力でこぼれ落ちたんです」。人間性のかけらも科学的根拠もない言葉のオンパレードで、不安しかありませんでした。

近藤先生はとことん患者に寄り添い、科学的根拠に基づき、今後の人生も見すえて助言をしてくださった。「あなたが60歳でも放置を勧めます。その理由は～」「治療法を決めるのは、医者ではなく患者です」。説明のひとつひとつに、大きな安心感を覚えました。大病院の一般の医師たちは、個人的に「これは間違っている」「こんなところにいられない」と思っても簡単に飛び出すわけにもいかず、患者の命より営業第一になっていくのでしょう。

私は自分の信じる道を行く近藤先生の「生きる姿勢」にも共鳴し、迷いが消えました。「体の声に耳を傾け、自然に任せよう」と心から思い、穏やかな気持ちで過ごせています。

「抗がん剤」では治らない固形がん

すい臓がん

すい臓は胃の後ろにある、長さ20㎝ほどの横に長い臓器です。がんができる部位により、「膵頭部がん」、「膵体部がん」、「膵尾部がん」に分けられます。

標準治療

〈手術〉 腫瘍を切り取れそうなら部分切除、がんの範囲によっては全摘術が行われる。

〈化学放射線療法〉 手術不可のケースで、抗がん剤と放射線治療の併用療法が実施される。

〈抗がん剤治療〉 臓器転移が明らかなケースでは、強力な抗がん剤治療が行われる。

Dr.近藤解説

「すい臓がん」は背部痛、黄疸などの症状から発見されるケースが大半ですが、近年は、人間ドックなどで発見される「健診発見がん」も増えています。

すい臓の「症状発見がん」は、標準治療をしてもほぼ全員が亡くなる、凶悪ながん種です。

がんの摘出手術ができても、5年後に生きている人は数%。初診時に転移がないように見えても、ほぼすべて転移がひそんでいる「本物のがん」だからです。

しかも摘出手術をすると、1年以内に半数が亡くなってしまいます。①ひそんでいた転移がん細胞が暴れだすのと、②敗血症など、手術や抗がん剤の合併症が死因です。

手術ができない場合に行われる「化学放射線療法」も、抗がん剤が使われるので患者さんの体力が奪われ、生活の質（QOL）が落ちます。放射線だけで治療するのがベターです。

症状があってすい臓がんと診断されたら、ラクに安全に長生きするには「発想を変える」ことです。早死にするのは手術や抗がん剤のせい。すい臓がんから毒が出るわけではないので、がんがあるだけでは死にません。ただし、自覚症状をやわらげることは大切です。ことに黄疸は命取りになるので、「胆汁排泄術」（P.271）を受けてください。つらい痛みは鎮痛剤や放射線で抑えます。すい臓がんは、放射線で縮小しやすいがん種です。

健診発見のすい臓がんも多くは「本物」。でも無症状なら、手術を受けなければ暴れだしません。多くの実例を診てきました（拙著『眠っているがんを起こしてはいけない』参照）。

証言28 Y・Kさん 70代 男性

IPMN（すい管内乳頭粘液性腫瘍）

「今すぐすい体尾部を切除しないと余命半年」。放置して2年無事

がんを見つけたきっかけ

65歳で会社をリタイア。その後はドライブ、ストレッチ、散歩、読書を楽しみ、夜11時から朝8時前まで寝てのんびり暮らす。食事は揚げ物や甘いものも含めて妻の手料理をなんでもよく食べる。晩酌で毎日、缶ビール（350㎖）と日本酒1合（180㎖）を飲む。

・**2020年春（76歳）** 発熱して軽い肺炎もあり、新型コロナのCT検査に回された。「通常約2㎜の膵管が3・5㎜と、やや太くなっている」とO大学病院を紹介された。

症状・治療の経過

・**2020年春（76歳）**　O大学病院でEUS（超音波内視鏡）、MRI検査を受けた。診断はIPMN（すい管内乳頭粘液性腫瘍。膵管の中に、乳頭状に盛り上がるように増殖する腫瘍）。担当医から病状の説明と、「早急な手術」の強い勧めがあった。

「すい体、すい尾部に1〜3㎝のIPMNが5個。うち1個に8㎜の結節（しこり）が見られ、がん化する恐れ、や上皮内がんの可能性があります。すい頭部にも、小さいIPMNが数個。これもがん化の恐れがある」。「早急に、すい体尾部切除手術（すい体〜尾部にかけてと、すい臓を切除）をしないと余命半年。今、手術すれば完治します」。別の2つの病院にセカンドオピニオンを聞いたが、回答はやはり「すぐ手術しないと早死にします」。

自覚症状もないのに、断定的に「死ぬ」と言われたことに疑問を感じて放置した。

・**2020年11月26日（77歳）**　近藤先生にご相談。

・**2023年1月（80歳）**　6ヵ月に1度、血液検査と超音波検査だけ受けている。「詳しい検査は苦しい治療のもと」だと思って、断っている。体調はIPMNが見つかる前より良好。

近藤先生への相談内容

1 放置すると、結節のあるＩＰＭＮは必ずがんになるのでしょうか。
2 ３つの病院の「今すぐ手術すれば完治する。しないと死ぬ」という告知の信憑性は？
3 手術のデメリットを教えてください。
4 放置したまま、あと何年生きられますか？

以前から夫婦で著書を拝読していたので、３つの病院で「すぐ手術しないと死ぬ」と言われても「症状もないのに、なぜそう決めつけられるのか」と疑問を感じて、放置しました。

妻の従兄は70歳で肺に小さながんが見つかり、医者に「すぐ取れる」と言われて手術しました。半年後、片方にもがんができて半年で他界。また、すい臓がんの手術をした知人は「すい頭、胆のう、胆管、十二指腸、胃も切られてボロボロ」と、やつれきっていました。

東京にコロナが蔓延していた２０２０年暮れ、妻は「近藤先生がなんとおっしゃるか、どうしても伺いたい」と私の代わりに単身、上京してセカンドオピニオンを受けてくれました。

Dr.近藤回答＋解説

ご主人の足に取りすがってでも、手術を受けさせてはいけない

1 結節のあるＩＰＭＮはほとんどがんになる？ そんなデータ、見たことないですよ。まだがんになってもいないし、症状もないのに手術なんてとんでもない。

2 がんは、5～20年もかかって検査で見つかる大きさになるし、転移能力のある「本物」は、生まれたとたん、１㎜以下から体のあちこちに転移がひそみます（P.４０８）。つまり、運命は最初に決まっている。「ほっとくと本物のがんになって助からない」のではなく、「本物のがんはずっと前から、体のあちこちに転移がひそんでいる」。だから、目に見えるＩＰＭＮやがんをあわてて切除しても、無意味です。

3 黄疸、腹痛、背部痛などの自覚症状から見つかるすい臓がんはほとんど「本物」で、摘出手術をしても1年で半数が亡くなり、5年後に生きている人はたった数％。メスが入るとがんが暴れることと、敗血症などの、手術や抗がん剤の合併症が死因になります。ＩＰＭＮでも、手術そのもので体を傷めて、確実に寿命が縮みます。だから、ご主人の

足に取りすがってでも、手術を受けさせてはいけない。

4

がんは本当にいろいろで、絶対に亡くなるタチの悪いのもあるけど、そうではないのもたくさんあるし、進行のしかたも千差万別。大きくならなかったり、消えてしまうがんも多い。理由は謎です。だから、余命なんて誰にもわからない。半年とか5年とか断定して余命を言う医者は、みんなウソつきです。

東京医科歯科大は、手術を受けたＩＰＭＮ患者の経過を公表しています。同大学の手術の基準は「主すい管径が10㎜以上」「黄疸の症状」「血流のある結節」。

この基準に当てはまって手術した人は、ＩＰＭＮ患者５００人のうち１００人。つまり5人のうち4人は「手術は適応外」と見なされたわけです。

最終的に悪性と判断されたのは46人。同じ日本の大学病院で、ＩＰＭＮの手術を勧めるかどうかの判断が、これほど違うことはご参考になると思います。

もちろん僕自身は、手術を受けた１００人は死期を早めたと思います。どんなＩＰＭＮも、すい臓がんも、症状が出てきたら緩和ケアに徹するのが最も苦しまず長生きする秘訣です。

近藤先生の治療方針を実践してみて

●「簡単な手術」「すぐ元に戻れる」のウソ

妻が「近藤先生はニコニコしながら、いい言葉をたくさん言ってくださった。自分が正しいと思うことを、自信を持ってどんどん主張されてすごい」と感激していました。

O大学病院では「元気な時に手術しないとがんになってからでは遅い」「お腹に4つ穴をあけるだけ。腹腔鏡下の簡単な手術だから、すぐ元の生活に戻れます」などと軽く言われました。しかしネットで調べたら、「すい体尾部切除手術を受けるとすい臓の3分の2を失うから、患者の過半数はインスリン不足で糖尿病になる」。ひどい合併症の記事も読んだし、地元の病院の医師は「途中で開腹手術になる場合もある」と言っていました。O大学病院で「切ればがんはできない」とも言われましたが、転移や再発のことを無視しています。

80歳でそんな手術をしたら、術後はベッドにつながれたままか、病院に通いっぱなしでしょう。運を天に任せて、ドライブを楽しみ、食べたいものを食べて死にたいと思います。

証言29

すい臓（ぞう）がん

K・Tさん　70代　男性

すぐに手術せず半年、様子を見たら「がんではないようだ」

がんを見つけたきっかけ

75歳の今も、不動産会社の顧問として週3〜4日出社し、顧問料を週に1度のゴルフに投入。晩酌は40年来毎晩、日本酒2合（360㎖）、ウイスキー60㎖。タバコは65歳でやめた。

・**2020年（73歳）**　胸腺腫をN病院でダヴィンチ手術（ロボット支援の胸腔鏡下手術）。

・**2021年10月（74歳）**　コロナ禍のため2回見送った健康診断を、N病院で3年ぶりに受けたら「再検査」の指示があった。

症状・治療の経過

・**2021年11月（74歳）** 口から飲む造影剤を入れて、MRI検査を受けた。「すい臓がんです。15㎜。小さい。初期」

・**12月** 担当医がパソコン画面を示しながら「すい臓がんです。15㎜。小さい。初期」
「手術に向けて次の準備段階に入る」か「6ヵ月後に再検査をして、その結果に基づいて手術の方法を決める」か。どちらにするかと聞かれて、私は「もちろん経過観察にします」。自分で痛くもかゆくもないし、近藤先生の本を20年前から読んでいたので。

「食事は今まで通りでいい。お酒も適当にやってください。ゴルフも自由にどうぞ」と言われたので、がんの実感がわかず、不吉なことを言われる前にと、そそくさと病院を出た。ほかの医者たちに聞くと、「すい臓に15㎜の腫瘍があるのに、すぐ手術しないなんて信じられないこと」だと驚いていた。奇特な医師に当たったようだ。

・**2022年3月12日（74歳）** 近藤先生にご相談。

・**7月（75歳）** N病院の担当医が「全く変化がなく、がんではなかったようです。今後は半年に一度のMRI検査だけでいいです」。放免になった。キツネにつままれたようだった。

近藤先生への相談内容

1　次回の再検査によって、手術の方法が決まることになっているのですが。

2　これから、がんとどう付き合っていけばいいですか。

3　生活面で心がけるべきことはありますか？

私の父は1995年、すい臓がんで84歳の命を閉じました。医者嫌いで、痛みが出てから病院に行き、入院して1ヵ月で死去。だから「自分にも起こり得る」という心の準備が、多少はありました。父の生前の口癖は、「人間、死ぬときは、事故にでも遭わない限り、だいたいがんだ。だからがんを恐れてはいけない」。

それで20年くらい前、50代半ばに2冊ほど、近藤先生の本を読みました。「やたらと手術しない方がいい。してもしなくても、がん患者の運命は同じ。なのに、手術すると痛み、苦しみ、大変な思いをしなければならない」という考え方が心に響き、先生の言っていることは正しいと感じた。それを思い出し、調べたら渋谷の外来が見つかったので予約しました。

Dr.近藤回答＋解説

●医者に「早期発見」と言われても、手術を受けると早死にする

1　自覚症状もないのに手術すると、無駄に苦しむことになります。一方、自覚症状を現さない健診発見すい臓がんは、手術を受けなければ暴れだすことはないようです。そういう実例を、僕は数多く見たり聞いたりしています。自然に任せた方が、ラクに長生きできます。

2　①がんのことは忘れなさい。すべて。②これからは健康診断を受けない方がいい。③医者の言うことを信じてはいけない。これを守ってください。

3　好きなものをなんでもどんどん食べて、適度に運動して、睡眠をたっぷり取ってください。お酒も、飲みすぎなければ問題ないでしょう。

無症状の健診発見がんで一番こわいのは「すい臓がん」でしょう。小さくても「本物」のケースが多く、手術するとがんが暴れだしやすくて、1年以内に半数が命を落とします。

たとえば九重親方（元横綱・千代の富士）は、健康そのものだったのに術後1年、前沖縄県

知事の翁長雄志さんは、エネルギッシュに活動されていたのに、術後3か月で亡くなりました。いずれも人間ドックですい臓がんを見つけられ、すぐに手術と抗がん剤治療を受けたケースです。抗がん剤の毒性のダメージも大きかったでしょう。

どのがん種でも「早期発見・早期治療」の延命効果は証明されていません。無用の精密検査や治療で体を傷めたり、「がん告知」でうつ状態に陥るなど、命を縮めるリスクは確実にあります。その意味で、人間ドックなどの健診は死を招く「殺人マシーン」として機能しています。（詳しくは『眠っているがんを起こしてはいけない。』マガジンハウス参照）。

すい臓がんが進行して、みぞおちや腰・背中などに痛みがある場合、それを抑える「緩和ケア」としての放射線治療は有効です。ただしすい臓の周囲には消化管があるので細心の注意が必要です。線量が多いと消化管に穴があいたり、大出血したり、大変です。「1回2グレイ、総線量40グレイ程度」にとどめ、やりすぎない医師を探してください。

放射線治療の場合、手術した場合のようにバタバタ亡くなるような目にはあわず、痛みがやわらいで、安全に長生きできます。抗がん剤の併用は断固、拒んでください。

近藤先生の治療方針を実践してみて

●近藤理論を「良し」とする知人が半分。がん常識の転換期？

私は自分の経験を包み隠さず、家族や親戚、会社の人、友人など、何十人という人に話しています。たいていは、まず「へえ、がんが大きくならないってことがあるんだ」。続いて「なんで手術しないの？」と聞かれるので近藤理論のことを話すと、あきれた顔をする人が半分。近藤理論を「良し」とする人がだいたい半分。半分もいるということは、がんに対する世間の考え方や常識が、これから変わっていくのではないかと思っています。

近藤先生の本を読んで腑に落ちていたし、先生の死生観の影響もあり、お目にかかる前から「むやみに治療しない」と心に決め、「寿命は自然に任せた方が、木の葉が落ちるようにラクに逝ける」と考えていました。

近藤先生にお会いした印象は「文章の通りの人柄だ」。なんら隠そうとせず、自然体で、オープン。録音を勧めてくれるし、最後に「一緒に写真を撮ってほしい」とお願いした時も、ニコニコして応じてくれました。私のスマホには、先生とのツーショットが入っています。

「抗がん剤」では治らない固形がん

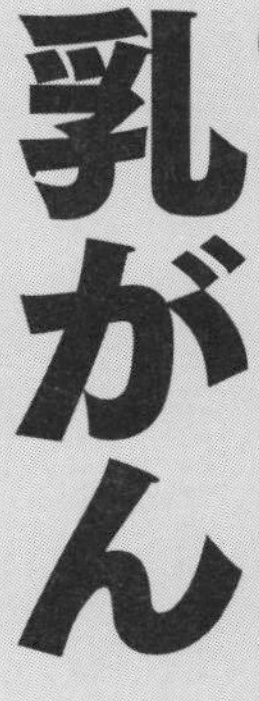

乳がん

乳汁の通り道である「乳管」から発生することが多い。がん細胞が乳管内にとどまっている場合「非浸潤がん」、外に侵入していたら「浸潤がん」と呼びます。

標準治療

〈浸潤がん〉乳房の全摘術または部分切除のあと、状況に応じて放射線治療、抗がん剤・分子標的薬による治療、ホルモン療法が行われる。

〈非浸潤がん〉乳房全摘になりやすい。場合によりホルモン療法を5～10年勧められる。

Dr.近藤解説

「乳がんはなるべく放置して、治療する場合も最小限にとどめる。手術の切除範囲もできる限り小さく」。これが最もラクに安全に長生きする対処法です。もちろん抗がん剤は無用。

乳がんは「放置療法」が特に向いています。僕は慶應大学病院時代を含め、乳がんが皮膚に浸潤したり、皮膚を破ってきても放置した患者さんを数百人も診てきました。20〜40㎝大になったかたも何十人も診ましたが、みなさん外来に歩いてみえてお元気でした。

皮膚を破るような乳がんはタチが悪く、8〜9割転移がひそんでいる「本物のがん」です。しかし放置患者さんたちは、染み出す液体を「白色ワセリンを厚く塗ったガーゼなどで覆う」ケアをしながら、10年も20年も元気なかたが大半でした。治療をしないと、ひそんでいる転移が暴れだださないから、というのが僕の考えです。

がん自体はどんなに大きくなっても毒を出すわけではなく、乳房の近くには重要臓器がありません。がんが大きくなって皮膚を破っても、呼吸、解毒、排せつなどの機能が守られます。転移病巣が大きくなって肝臓や脳を侵さない限り、死ぬ心配がないのです。

一方、治療すると手術の合併症や後遺症、抗がん剤の副作用で死ぬことがあり、「本物のがん」だったら、大きく切るほど転移も暴れだしやすい。リンパ節郭清も無意味です。

乳房の部分切除後の放射線照射、抗がん剤治療も、がんは一時小さくなっても生存率は上がらないことがはっきりしたので、今は「無用」と断言しています。

証言30 K・Hさん 80代 女性

乳管内乳がん（にゅうかんないにゅうがん）

「全摘は困ります。私は痛まず、苦しまず生きていきたい」と伝えた

がんを見つけたきっかけ

専業主婦で、何十年も前から規則正しい毎日。朝7時起床。夜は12時頃就寝。昼寝はしない。母から「体にいい食材で料理は完全手作り」の習慣を受けつぎ、私自身は1970年代から有機食材の宅配をを取り寄せて自炊してきた。

・2017年5月（79歳） お風呂に入ろうとした時、下着に血がついていたのでびっくり。左胸の乳頭から、少し出血していた。出血はその時1回だけだった。

症状・治療の経過

・**2017年5月8日（79歳）** 乳頭からの出血が気になって近くの婦人科へ。触診の結果は「シコリはない」ということだった。O病院への紹介状をもらった。

・**5月19日** O病院に通院することになった。採血、マンモグラフィ、乳房エコー、触診の結果は「乳管内乳がん。0〜1期。直径は0・5㎝。今のところシコリはありません」。

・**6月9日** O病院で、針生検（病変部に針を刺して細胞を取り、顕微鏡で組織を調べる検査）を受けた。

・**6月17日** O病院の担当医に「針生検の結果、乳がんなので左胸を全摘します」「すぐに手術しないと、すぐあちこちに転移して、大変なことになりますよ」と言われた。

・**6月23日** MRI検査の予定日だったが、近藤先生の本を読み、前日にキャンセル。

・**7月6日** 近藤先生にご相談して放置を決めた。5年間、出血などの症状は全くない。

近藤先生への相談内容

1 乳頭に少し出血があって病院に行き、生検の結果「がんだから左胸を全摘します」と言われました。全摘しないといけませんか?

2 担当の女医さんに「全摘は困ります。私は手術をしないで、痛まず、苦しまず生きていきたい。ほかの治療法はないでしょうか」と聞いたら、「今すぐ全摘しないと、大変なことになります。がんがすぐ体全体に散らばって、転移が出てきて、痛みもひどい。生活できなくなりますよ」と言われました。そういうこともあり得ますか?

3 今の病院にはもう行きたくないのですが、なにかあった時はどうしたらいいですか。

大学病院に紹介状を書いてくれた婦人科の医師2人は、私がMRI検査や手術をキャンセルしたことを伝え、近藤先生の名前を挙げたら「あんな意見を信じるなんて」と、異教徒をとがめるような口ぶりで、否定されました。友人・知人も「がんを治療しない」なんてとても受け入れられないと思うので、家族以外には、親しいかたにも秘密にしています。

Dr.近藤回答＋解説

「すぐ治療しないと大変なことに」は、手術に追いこむための脅し

1 全摘なんてしなくても大丈夫ですから、安心してください。あなたのがんは、血液性の乳汁分泌から発見された、乳管内乳がん（乳管内にとどまったままの乳がん）です。100％、転移はしないでしょう。がんのことは忘れて、楽しく暮らしなさい。

2 「今すぐ治療しないと大変なことになる」というがん医者の脅し文句を、患者さんから、どれだけ聞かされたかわかりません。根拠となる比較試験などのエビデンスを示されていたケースは皆無。手術に追いこむための単なる出まかせなので、受け流してください。

3 将来、心配なことが出てきたら、C病院のM医師に相談しなさい。僕が昔から乳がんの患者さんを送っている、腕も人柄もいい乳腺外科医です。手術はほとんど部分切除で、日本一小さい手術をしてくれる。術後の抗がん剤や放射線治療がいやならはっきりそう言えば、聞いてくれます。紹介状を書いておきましょう。

シコリがないのに血液性の乳汁分泌から発見されるケースは「良性」か、がんであっても「非浸潤がん」がほとんどで、命を脅かされる心配はありません。なのに「非浸潤がんは乳房に広がっていることが多い」という理由で、よりタチの悪い浸潤がんよりも、乳房全摘になってしまいやすいんです。矛盾しています。

非浸潤癌でよくあるのは、マンモグラフィ検診を受けたら「乳腺に、白い砂がパラパラまかれたような石灰化がある」と言われて、精密検査で「乳管内乳がん」と診断されるケース。乳腺の石灰化は、女性ホルモンへの反応が強く出た「乳腺症」にすぎないと、僕はずっと主張しています。石灰化を20年以上放置しても、なにもおきない女性を多数見てきましたから。僕の患者さんは1990年、46歳のときマンモ検査で石灰化が見つかり、細胞診の結果「がんの芽がある。すぐ全摘を」と言われたけど放置して30年、なにもおきていません。乳管内乳がんは手術なんて全く必要ない。メスで体を傷つけるだけ損なのです。

手術を受けた場合も、ホルモン療法はやらないこと。非浸潤がんは99％以上無害なのに、劇薬であるホルモン剤の投与を5年も10年も続けたら、間違いなく寿命が縮みます。

近藤先生の治療方針を実践してみて

●「私はすぐ死ぬのかも」から「まだ生きられる!」にパッと切り替わった

針生検を受けたら「乳がんです。左胸を全摘します」と言われて、恐怖に震えました。昔、乳がんの友人が見せてくれた両乳房の全摘跡は無残でした。平らな胸に、ワラくずを撒いたような傷が無数にありました。筋肉までえぐる、ハルステッド手術時代の傷跡でした。

近藤先生から「大丈夫。100%、転移はしないでしょう」と言われた瞬間、絶望が「まだ生きられる!」という希望に、パッと切り替わりました。結婚も出産もうれしかったけれど、人生の中で、あの時ほど幸せだったことはありません。

直前まで「やっぱり全摘しないと病院で言われた通りになって、すぐ死ぬのかもしれない。私はこれからどうなるんだろう」と、頭の中で絶望がグルグル回っていたのです。

7月の暑い日、夫と娘たちと家族4人で渋谷駅から8分歩いて、汗をいっぱいかいて、「近藤先生からなにを言われるだろう」と緊張しきっていました。「100%転移しない」に全員ホーッ。先生は最後に全員と握手してくださって、帰り道はみんなニコニコ笑顔でした。

証言31

乳管内乳がん

K・Yさん　50代　女性

「切れ、切れ」と言われた乳管内がんを放置→10年後消えた

がんを見つけたきっかけ

29歳から営業職になり毎日残業。深夜のケーキでストレスを癒した。喫煙はしない。

・2000年（33歳） 10㎝の「卵巣のう腫」を開腹手術で摘出。ホルモン減少のせいか「やる気が出ない」「自信喪失」「朝起きられない」絶不調に陥り、祖母の死と失恋もあってうつ状態に。欠勤が増えて36歳でリストラ。1年休養後2005年（38歳）に再就職。

・2009年（42歳） 会社規定の年1回の人間ドックで、乳房に異常が見つかった。

症状・治療の経過

・2009年（42歳）　人間ドックのマンモグラフィで「乳管の石灰化が去年より増えている」と、J医大を紹介された。マンモトーム生検（乳房内の病変に針を刺し、組織を吸引・採取して顕微鏡で検査）の担当医は「これはがんじゃないよ。全然大丈夫」。大喜びで周囲に伝えたが、あとで電話がきて「実は悪性でした。非浸潤の乳管内がんです」。患者は必死なのに、どれだけいいかげんなんだと、弟が特に憤慨していた。

担当医から「手術しかない。場合によってリンパ節も取る。その後、抗がん剤治療もあります」と言われたが、卵巣のう腫の術後の絶不調を考えると、手術は避けたかった。しこりや痛みなどの症状がなにもないのに、乳房を切る意味があるとも思えなかった。

・2009～12年（42～45歳）　慶應病院の近藤先生を3回受診。切らない選択に至る。

・2010～11年（43～44歳）　会社規定のマンモグラフィで2年連続「要再検査」。マンモトーム生検の結果、連続で手術を強く勧められたが放置。その後「要再検査」はなし。

・2020年（53歳）　転職先規定の人間ドックのマンモグラフィで、がんが消えていた。

近藤先生への相談内容

1 卵巣のう腫の手術でメンタルも体調も絶不調になって懲りたので、手術は避けたいと思っています。しかし、どの病院のどの医者も「切れ、切れ」で、参っています。

2 手術をしたあと、抗がん剤治療もあると言われていますが、必要ないですよね。

3 食生活で気をつけた方がいいことはありますか。

近藤先生のことは友人から聞きました。乳がんは「すべて全摘」が標準治療だった時代に、お姉様が乳がんになり、ご相談したら温存できたと聞き、紹介してもらいました。

私は新型コロナワクチンも副作用を警戒して接種せず、法則を見つけました。「乳がんを切らない」私の選択を、情報を調べて受け入れてくれた人が1割で全員、ワクチン未接種。「どうして手術しないの?」と言いたげだった人たちは全員接種。つまり「みんなと同じ治療」派が約9割。「自分で調べて決める」派が1割。治療でどうなっても誰のせいにもできないので、私は「自分がどうしたいか」とじっくり向き合い、よく調べようと思いました。

Dr.近藤回答＋解説

●マンモグラフィで見つかる「乳腺の石灰化」は、単なる乳腺症

1 僕の患者さんには切る人もいる。切らない人もいる。どちらでも大丈夫です。切るなら医師を紹介します。僕は、マンモグラフィでしか見つからない乳管内がんは、がんではなく「慢性炎症」と見ています。乳管内がんを治療しない、大勢の患者さんの経過を診てきたけど、ほっといてもなにも起きません。消えることもよくあります。僕は「こうしなさい」とは言いません。ご自分でよく考えて決めてください。

2 固形がんに対して、抗がん剤に延命効果はありません。がん手術の前後に多くのがん種で、「体内にひそむがん細胞を抗がん剤で叩く」という名目の、「補助化学療法」が行われています。特に乳がんは「抗がん剤で、がんが最も縮小しやすい」とされて、補助化学療法が盛んに行われてきました。しかし、データにウソがあったことがわかってきています。

3 がんの防波堤になるのは、丈夫な正常細胞です。がんは、正常細胞をかき分けるように

して広がるから。極端な食事制限をすると、やせて正常細胞が弱って、体力が落ちるからよくない。体力、体の抵抗力を落とさないように、なんでもしっかり食べなさい。

がん細胞が乳管の中にとどまっている状態を「非浸潤がん」、外に浸み出している状態を「浸潤がん」とよびます。僕に言わせれば、乳腺の石灰化は、女性ホルモンへの反応が強く出た「乳腺症」にすぎません。石灰化を20年、30年と放置してもなにも起きない女性を、僕は多数見てきました。

なのに、手術だけでなく術後の抗がん剤治療「補助化学療法」まで勧められています。標準治療として認められる根拠になった比較試験には、製薬会社が出資していました。

しかし21世紀になって、「補助化学療法」の無意味さがはっきりしました。欧州の112のがん治療病院で、乳がん1～2期の患者約6700人を「手術だけ」「手術+抗がん剤」グループに分けて追跡したら、8年後までに臓器転移が現れる率も生存率も「差がなかった」のです（「近藤誠がん研究所公式サイト・重要医療レポート01」で詳しく解説）。

また、乳房の部分切除後の放射線照射にも延命効果はなく、無用です。

近藤先生の治療方針を実践してみて

●圧倒的な裏付け。主張は一貫。いつも安心させてくださった

日本のがん医療は標準治療が絶対で、それ以外は全否定です。特に「外科の壁」は強固で「切れ、切れ。切らないならもう来ないで」。たとえばJ医大では「治療（切除）しないなら、もう来てほしくない」。2021年に「要再検査」となった時の、がん研A病院の女医は「ほっとくとがんが浸潤して広がったり、検査の傷口がまっ赤にただれることがあります」。

どの病院のどの医者も、患者を脅して手術することしか考えていないのがショックでした。近藤先生は一度も「放置した方がいい」などの指図はされなかった。選択を私に任せてくれました。「切らなくても大丈夫」という選択肢があることに、ホッとしました。信念と、圧倒的なデータと、がん放置患者たちの経過を診てきた裏付け。主張は一貫。「シンプルに事実を述べる」独特の姿勢で、いつも安心させてくださいました。

私の石灰化が消えて、近藤先生の「マンモグラフィでしか見つからない乳管内がんは、がんではなく慢性炎症」という説を、身をもって証明できた気がして、うれしいです。

証言32

異時性両側乳がん

T・Kさん　60代　女性

30年前は近藤先生も、乳がんに強力な抗がん剤治療をしていた

がんを見つけたきっかけ

25歳から11年間、広告制作会社に勤めた。バブル期で連日、深夜2時帰宅。土曜日も仕事した。夕食は同僚と居酒屋で飲食してまた職場へ。肉が嫌い。タバコは吸わない。

・〈右乳がん〉１９９１年５月（36歳）　1年前から、右胸を触るとゴリっとした硬いものに触れた。無痛。がんと思わず放置していたら根を張った感があり、職場近くのK大学病院へ。

・〈左乳がん〉２０１６年12月（61歳）　ふと左の胸に触ると、右の時と同じ感触があった。

症状・治療の経過

・〈右乳がん〉1991年5月（36歳）　K大学病院で「右乳がん2B」と診断。シコリの大きさは2・5cm。乳房と同じ側に、腋窩（脇の下）リンパ節転移があった。約2cm。

・9月〜年末　乳腺外科から放射線科の近藤先生に「鞍替え」。同期生、I病院のA先生により部分切除。この頃は近藤先生も標準治療（手術、抗がん剤、放射線）をフルコースで行い、新しい試み「まず抗がん剤と放射線でがんを小さくしてから手術」という方法を提唱されていた。私の場合、腫瘍はそのままだったが、脇の下のリンパ節の腫れはなくなり、腫瘍だけをくり抜いた。抗がん剤治療と放射線治療は通院で行った。

・〈左乳がん〉2016年12月（61歳）　近藤先生に以前「なにかあったらこの医師を訪ねなさい」と紹介されていた、S病院のM先生を受診。触診、超音波検査、細胞診の結果は「特殊型浸潤がん（粘液がん・ミックス型）1・5×0・9×3cm。

・2017年2月18日〜3月　近藤先生にご相談。3月、S病院で腫瘍を摘出（乳房温存療法）。ホルモン療法はすぐやめ、術後の放射線治療も、右にも照射歴があるので行わず。

近藤先生への相談内容

1　両側乳がんは転移リスクが高いのでしょうか？　M先生に「骨、肺、肝臓に転移が出てくる」と言われて心配です。

2　手術の際、センチネルリンパ節生検は必要ですか？

3　術後、ホルモン療法を行った方が安心でしょうか？

最初の乳がんの時、近藤先生の「術後10年間」の検査の最終回に「今後、なにかあったらこの先生を訪ねるように」と、資料をいただいていました。ちなみに検査は、1年か2年経過した頃、「もうこなくてもいいよ」と言われたのですが、安心のため年1回、続けていただきました。検診といっても触診がメインで、時々胸部レントゲンを撮るだけでした。

まさかその15年後に「なにかある」とは思いませんでした。でも資料のおかげで、「第2乳がん」の治療をスムーズに行うことができました。「近藤先生は、ご自分が主治医を務めた患者に対して、最後まで責任を持ってくださった」と、改めて感謝しております。

Dr.近藤回答＋解説

●僕の姉も両方の乳房にがんが生じたけど、部分切除して5年以上無事です

1 僕の経験で言うと、あなたのように、最初の乳がんから時間がたって反対側に乳がんが生じた「異時性両側乳がん」のケースが、特にタチが悪いとは思いません。1983年に「日本第一号」の乳房温存療法を行った僕の姉も、2010年代になって反対側にも乳がんが生じたけど、部分切除だけして5年以上、転移は出てきていません。

2 全く無意味です。乳房の手術中にリンパ節を探し、1〜2個切除するのが「センチネルリンパ節生検」。それ自体には害が少ないのですが、転移が見つかると、リンパ節郭清が実行される。何件もの比較試験で、リンパ節郭清をしても、しなくても、臓器転移出現率や死亡率が減らないことがわかっています。リンパ節郭清の後遺症はひどいから、気をつけて。

3 ホルモン療法は、早く始めても遅く始めても、有効期間は同じなので、できるだけ遅くに始めて、副作用をこうむる時期を先送りにするのが賢明だと思います（P.454）。

僕はかつて、乳がんに強力な抗がん剤治療を行っていましたが、今は「乳がんも含めて固形がんの化学療法はムダで有害」と公言しています。研修医時代、死期の近づいた患者たちが抗がん剤を打たれ、苦しんですぐに逝くのを見て「抗がん剤は死期を早める」ことを理解しました。主治医として患者たちを診るようになると固形がんには抗がん剤は使わなかった。

ただ、乳がんは別でした。「固形がん」の中で、抗がん剤による乳がんの「縮小効果」は最も高い。僕は乳房温存療法を日本に導入したとき、海外の論文を読み込み、「乳がんには抗がん剤による延命効果がある」と感じました。乳房温存療法の「補助療法」として、転移時の「主治療法」として、3種類の抗がん剤からなる「多剤併用療法」を選びました。

しかしたとえば、乳がんの肺転移に抗がん剤を使い、転移病巣が消えてもリバウンドしてきて、延命にはつながらない。その繰り返しでした。論文をすべて読み直すと「乳がんには抗がん剤による延命効果がある」というデータには、例外なく操作が加えられていました。

その後、欧州の比較試験で、補助化学療法の延命効果は全否定されました（P.45）。が、今も世界の標準治療です。抗がん剤治療は、がん治療を名目にした国際ビジネスなのです。

近藤先生の治療方針を実践してみて

●近藤先生は常に「患者を守りたい一心」でした

最初に乳がんと診断された1991年（36歳）当時は「がんイコール死」の時代。悪性腫瘍でリンパ節転移もあると診断され、「来年の桜は見られない」と覚悟しました。

当時の乳がんの治療法は基本「乳房全摘」。情報を探して、「乳房温存療法」の新聞記事と出合いました。近藤先生の治療方法と著書『乳ガン治療 あなたの選択』が載っていて、早速購入。「乳がんだと言われても過度にあせらないでください。乳がん全体の5年生存率は80%」という一文でがん宣告の衝撃から立ち直り、少し冷静になれました。

同著で「日本では胸筋まで切除するハルステッド手術がまだ行われている」と告発。患者側に立って「温存療法」を広めようという熱意と気概が伝わってきました。「この医師は信頼できる！」と確信し、外科から鞍替えして近藤先生を受診した際、「外科は切るよ（全摘されるよ）」と、非常に強い口調でおっしゃいました。今思えば、同じ病院の乳腺外科を敵に回して孤軍奮闘されていたんですね。近藤先生は常に「患者を守りたい一心」でした。

証言33　W・Fさん　70代　女性

乳(にゅう)がん「花咲(はなさ)き」状態(じょうたい)

3年間で9×8㎝まで放置。放射線治療でがんがほぼ消えた

がんを見つけたきっかけ

専業主婦で、食事はずっと「1日30品目」を守り、運動は坂道や階段をよく歩く。お酒は少々、タバコは吸わない。生活は規則正しく、風邪で寝こむのは10年に1度の健康体。

・2019年秋（71歳） 左乳頭の外側の小さなシコリに触れたが、様子を見ることにした。

・2020年1月（72歳） シコリが1㎝以上になったが「手術は人工的な大けが」という近藤先生の言葉がよみがえり、乳腺外科の予約をキャンセル。さらに放置を続けた。

症状・治療の経過

・**2021年5月6日（73歳）** 近藤先生にご相談。触診で「99・9%乳がんで、約3・5cm。〝もどき〟の可能性も。血がにじんできたら、ワセリンでケア（P.453）してください」。

・**2022年1～3月（74歳）** 年明けに自分で測ると、シコリは4～5cm大。色も赤紫色になり、3月中旬には血がにじんできた。近藤先生の助言通り、ワセリンを厚く塗ってケア。

・**4月4日** 2度目のご相談。「皮膚を破る乳がんはほとんど本物です。検査も手術も放射線治療も、眠っているがんを起こすから今は避けて、手に負えない時はまたいらっしゃい」。

・**12月** シコリは約9×8cmに。血液と浸出液は年末約30g、放射線治療中最大160g。

・**2022年12月～23年3月（74～75歳）** 近藤誠がん研究所Hさんからの取材中、先生が紹介されていたI病院のF医師を知る。「しーんぱい、いらないよ！」「じゃッ、がんばりましょう！」が口癖の、真摯な熱血先生。1～3月、コータック療法（増感剤で放射線の感受性を高める治療法）を含む放射線治療。1回2グレイ×17回。6グレイ×4回。計58グレイ。

・**2023年9月（75歳）** 出血も滲出液もごく微量で傷口も縮小。長旅ができるほど元気。

近藤先生への相談内容

1　乳腺外科の検査の予約をキャンセルしました。無治療で様子をみたいと思っています。
2　半月ほど前から、血がにじんできました。このような状態での放射線治療の適用について、また、そのリスクについて先生のお考えを、お教えください。

夫が２０１０年ごろ近藤先生の本に出合い、「病院によく行く人ほど、薬や治療で命を縮めやすい」というお考えに強く共感して、周囲にも近藤理論を伝え始めました。私も著書や講演動画に触れて、「手術は人工的な大けが」という言葉が特に心に残りました。確かに、両乳房を全摘した友人の胸は、10年たっても茶色いケロイドになっていて無残でした。

それで、自分の胸にシコリを見つけた時に「乳腺外科に行けば乳房を〝取りましょう〟と言われる」と思い、受診予約をキャンセル。「一度は近藤先生の診察を受けて、お考えを伺いたい」と思い、タイミングを見計らってご相談しました。

一貫して体調の変化はなく、時々会う子どもや孫たちにも気づかれていません。

Dr.近藤回答＋解説

●皮ふが破れても痛まないことが多く、臭いが出るのは約1割

1 これはほぼ乳がんですが、リンパ節には異常なしで「がんもどき」の可能性もあります。放置されるのが最も安全に長生きできると思います。

2 あなたのがんは、放射線でいったん消える可能性が高いです。ただ照射の方法や線量に気をつける必要があるのと、放射線によって「新たながん」（肉腫）が千〜3千人にひとり程度発生し、これはほぼ「本物のがん」で命が奪われます。どうしても手に負えなくなったら、その時点で一番安全で効果的な方法を検討するので、その時にまたいらっしゃい。

「皮膚が破れてくるかもしれない」と聞くと、患者さんは、不安や恐怖にとらわれます。そのため僕の外来でも、説明を聞かれた上で治療を選ぶ患者さんは多いです。これまでの僕の経験では、初診時に「ステージ1」の場合には10％程度、ステージ2では30％程度が、何年もたつうちには、腫瘍が極端に増大して皮膚が破れてくるだろう、と見ています。

皮膚が破れても痛まないことが多く、臭いで悩まされるのは約10人に1人。抗菌薬「ロゼックスゲル」で臭いを軽減できます。出血がひどくなったら、放射線照射を検討します。

手術を選ぶ場合も乳房を切除する範囲が少ない方が、ひそんでいるがん細胞に与える刺激が少なく、がんが暴れだしにくい。しかし乳腺外科医には、全摘したい人がたくさんいます。同時に乳房再建術ができて病院収入が上がるのも、全摘したい理由になっているはずです。

ふくらみをつけるためにバッグを入れる「インプラント術」には、悪性リンパ腫が発生する危険性があることが明らかになり、いったん中止されましたが、別の製品を使って再開されました。再建術を考慮する前に、乳房温存率の高い病院を探す方がよいでしょう。

部分切除後に乳房に放射線を照射すると、乳房内のがん再発率を下げることができます。しかし乳房内再発が減っても、「臓器転移が出現する率」や「患者が死亡する率」は減りません。一方で、放射線によって「新たながん」(肉腫)が千〜3千人にひとり程度発生します。これはたいてい「本物のがん」で、臓器転移を伴い、命が奪われます。大部分が「がんもどき」である乳がんを治療して「本物のがん」を生むのでは、本末転倒です。

近藤先生の治療方針を実践してみて

●抗がん剤なしで、放射線治療を受けられる病院に駆け込んだ

通院するような病気をしたことがなく、私にはかかりつけ医がいません。また「がんとなるべく付き合おう」と思い、近藤先生へのご相談以外は、検査も治療も受けませんでした。

一方、出血量は増え続けました。でも、皮膚科を受診するにも、将来、要介護認定の申請をする時も、明らかに乳がんなので診断書を求められ、標準治療を強く勧められそうです。近藤先生にご相談したいと思った時には、他界されていました。

2022年12月下旬、痛みはないものの出血がますます増え、貧血も気になり始めた時に、近藤誠がん研究所のHさんから取材依頼の電話がありました。I病院なら抗がん剤なしで放射線治療を受けられ、近藤先生も患者さんを送られていた。そう伺い、その日のうちにI病院に駆け込みました。すぐ放射線治療の準備を進めてくださって、助かりました。

近藤先生は、相談の終わりに2回とも手を差しのべて、しっかりと握手してくださいました。こういう温かいやりとりが、日本の医療の基本になればいいなあと思います。

「抗がん剤」では治らない固形がん

子宮体がん（＝子宮内膜がん）

子宮内膜から発生するので「子宮内膜がん」とも呼ばれます。月経ではない期間や閉経後の不正出血から、婦人科を訪ねて発見されることがほとんどです。

標準治療

〈手術〉［1〜4期］子宮全摘と卵巣切除。場合により骨盤内のリンパ節郭清を加える。

〈抗がん剤治療〉［3〜4期］手術が可能かどうかにかかわらず実施される。

〈放射線治療〉体力的に手術が困難なケースなどで、放射線治療が実施されることがある。

Dr.近藤解説

僕は慶應大学病院時代から今まで、「子宮体がん」と診断され、「放置して様子を見たい」という患者さんを数十人診てきました。多くは1〜2期で、3〜4期のかたもいました。

放置患者さんの経過は、①がんが増大する、②大きさは不変、③小さくなる、④消えてしまう、のいずれか。進行度が低いほど、縮小や消える率が高いのですが、1期でも増大してくるケースもあります。経過を見ていて、出血がひどくなったらどうするか。貧血になるほど出なくても、子宮がんの出血は365日続くのでイヤになって、患者さん側の方から「手術を受けたい」「子宮を取りたい」と希望されることがあります。

そういう理由で子宮摘出をされた患者さんが、子宮体がん1~2期で3名おられました。

患者さんが手術を受ける決心を固められたら、僕は患者さんの自由意志を尊重します。その3名には、リンパ節郭清をしない婦人科医を紹介しました。骨盤内リンパ節をごっそり切除する「郭清」についての、信頼できる比較試験の結論は「治療的意義は見いだせなかった」「リンパ節郭清で、がんの再発や死亡が増えた」。単に子宮を取るより広い範囲を切除するため、からだに大きな負担がかかり、がんが暴れだしやすくなるからでしょう。

手術を選んだ3名の患者さんの経過は悪かった。2人は肺などに転移が出て死亡。1人は「膣」に再発しました、3~4期のケースでも、子宮摘出手術をすると、がんが暴れやすい。

なんとか出血と折り合いをつけて暮らすのが、一番安全に長生きする選択です。

証言34 子宮体がん（類内膜がん） M・Kさん 60代 女性

「リンパ節郭清」後に苦しむ友を見て、手術をドタキャン

がんを見つけたきっかけ

主婦の傍ら、さまざまな音楽活動を行ってきた。お酒は若い頃は飲んだ。喫煙はしない。

・1995年（35歳） リウマチになり、動物性タンパク質は魚から摂取。薬嫌いで免疫異常の改善薬も使わなかったら指がこわばり、プロでやっていた箏（琴）が弾けなくなった。

・2018年12月（58歳） 不正出血が少しずつ増えてきたので、近くの産婦人科へ。S医大を紹介された。

症状・治療の経過

・**2018年12月18日（58歳）** S医大の超音波検査、内視鏡検査では2㎝大の腫瘍が見つかり、「子宮内膜異型増殖症」（がんに移行することがある前がん病変）と言われた。

・**2019年2月8日（58歳）** 検査入院して細胞診、MRI、CT検査。「子宮内膜全面搔爬（そうは）細胞診」（がんを見つけるため、内膜全体の細胞を搔き取る）を受ける。診断は「類内膜がん（子宮体がんの8割近くを占め、予後が比較的良好）Ⅰa期」。卵巣・卵管全摘、骨盤内リンパ節郭清を伴う「子宮広汎全摘」を勧められ、最初の説明では、ダヴィンチ手術（ロボット支援腹腔鏡下手術）もできそうな話だったが結局、私の場合は「開腹手術」と言われた。

・**3月9日** 近藤先生にご相談。「忘れなさい。出血は気にしないで」と言われた。しかしどうにも出血がいやで、7月にS医大で手術することにした。

・**7月** リンパ節郭清後のリンパ浮腫（むくみ）に苦しむ友人を見て、手術をドタキャン。友人の紹介でMウイメンズクリニックのサプリを試したが、体に合わない気がしてやめた。

・**2021年7月（61歳）** 大量出血したがS医大で診てもらえず、放置を続けている。

近藤先生への相談内容

1　私のがんは本物ですか？「がんもどき」ですか？
2　手術しないで、出血だけ止める方法はないでしょうか。
3　よい貧血対策はありますか？

姉が乳がんで近藤先生にお世話になったこと。医療に不信感があること。リウマチを患っていて、リンパ節は絶対に取りたくなかったことから、近藤先生にご相談しました。

友人が１９９０年代後半に子宮頸がんになり、拡大手術（広汎子宮全摘）で、胃の裏側のリンパ節まで取られました。すぐリンパ浮腫が出て足や下腹部がひどくむくみ、会社をやめざるを得なかった。今も時折、熱を出して入院しています。「近藤誠がん研究所公式サイト」の重要医療レポート10を見ると、欧米の病院の比較試験では、子宮だけを全摘した人よりリンパ節まで取った人の方が、再発も死亡も多くなっています。そんな手術が今も、25年以上前と変わらず行われていることに、今回とても驚きました。

Dr.近藤回答＋解説

ステージ1の子宮がんを手術しないで、このがんで死ぬ人はいない

1 あなたのがんは、99％「がんもどき」です。医者に近づかず、検査もいっさいせず、がんのことは忘れるのが一番。手術は基本「広汎子宮全摘（P.337）」になって後遺症は排尿障害、足のリンパ浮腫、膣の短小化など、ひどすぎます。

2 手術しないで出血を止める方法は、残念ながらありません。僕は子宮体がんを放置した人の経過を、慶應病院時代から何十人も診てきました。出血が続くのがイヤになって途中で手術を受けた患者さんは例外なく転移や再発が生じたので、手術はお勧めできません。

3 レバーや煮干しなどをよく食べて、なるべく食事から鉄分をしっかり摂ってください。

多くのがん放置患者を診てきた僕の経験では、ステージ1の子宮体がんを手術しないで、このがんで死ぬ人はいません。なのに手術を受けると、子宮全摘をしただけでも1～2年のうちに再発して逝く人がいる。子宮全摘により、転移が暴れだしたためではないでしょうか。

進行度が3〜4期でも、手術でがんが暴れやすいので、子宮摘出は勧められません。また、術後の補助療法としての抗がん剤治療の理屈は「手術で取り残した小さながん細胞が、体内に残っているかもしれない。それは再発の原因になるから完全に取り去る」。しかし、肝心の延命効果は証明されていません。その反面、副作用が強く、命を縮めるケースもあるので、受けない方がいいでしょう。4期や、手術後に再発したケースに実施される抗がん剤治療にも延命効果はなく、命を縮めるリスクがあります。

子宮体がんの初発病巣に対する手術以外の治療法として、外部照射による放射線治療が実施されることもあります。手術が不可能なケースや、患者が手術を拒んだ場合です。特殊な治療器具を保有している少数の病院では、子宮頸がんの標準治療になっている「膣内照射」（子宮と膣の中に器具を挿入し、線源を通して体内から病巣に放射線を集中させる）が実施可能です。

そういった放射線治療で出血が止まり、がんが再増大してこないケースはあります。一方で、放射線治療でがんが暴れだすことや、重大な合併症・後遺症のリスクもある。やはり、出血を我慢できるなら、なにもやらないのが一番安全に長生きできる道だと思います。

近藤先生の治療方針を実践してみて

●「子宮だけ取ってくれる病院を探そうかな」と思うこともある

私の周囲には、抗がん剤治療をしながら新型コロナワクチンを接種して、すぐ亡くなったかたが何人もいます。因果関係はわからないけれど、抗がん剤はこわいと改めて思いました。リンパ節郭清も絶対にいやなので「放置」して、痛みはないのですが出血が大変。血液検査では、ヘモグロビンの値が7~8(g/dl)の間を行ったり来たり。7以下は「輸血の検討」レベルです。鉄分の多いレバーやナッツをよく食べて、少し改善しました。

リウマチで首筋や手がこわばるので、整体に通っています。整体の先生のお姉様は、子宮に良性の腫瘍ができて、オムツが必要な大量出血が数カ月続いたあと、腫瘍が消えたそうです。「自分の体は、自分に悪いことはしない。体に任せていれば体が自分で治すのでは」と思うこともあるし、「子宮だけ取ってくれる病院を探そうかな」と、思うこともあります。

近藤先生はすごく勉強され、主張は正しいと思います。でも私のような症状がある場合、どこまで放置するかは本当に難しい。よく考え、調べて、後悔のない選択をしたいです。

証言35 子宮体がん K・Mさん 60代 女性

放置後1年のMRI検査で「がんは見られません」

がんを見つけたきっかけ

大学教員で翻訳・通訳の仕事もあり、平均5時間睡眠。人間関係のストレスも多かった。子ども時代から肉が食べられず、食事は市販総菜が多い。お酒はたまに。タバコは吸わない。

20代から生理の経血が多く、レバー状の血のかたまりが1日に手のひらいっぱいぐらい出たり、下腹部の痛みもひどかった。それで時々、婦人科クリニックに通っていた。

・2013年（54歳） クリニックで一方的に生検をされて、「これはがん」と言われた。

症状・治療の経過

・**2013年（54歳）** クリニックからの紹介状を持ってK大学病院を受診。PET－CTと、子宮内視鏡検査の結果、「子宮体がん。おそらく1A」と診断。「手術する必要がある。開腹で、広汎子宮全摘になります」と言われて、その場では「手術するしかないかな」と思い、承諾した。そのとき部屋に研修医のような若手が大勢いて「この人たちの練習台になるのでは」と不安が胸をよぎった。

・**10月5日** 近藤先生にご相談。手術を断ることにした。

アレルギー体質や後遺症への不安を担当医に訴えて、やっと円満に手術を断ることができた。しかしそのあと「手術を断ってしまって本当によかったのか」と不安にとらわれた。

・**2014年10月（55歳）** 1年後にK大学病院でMRI検査を受けたら、「子宮内膜症（子宮の内側の壁を覆う子宮内膜が、子宮の内腔以外にできる病気）、チョコレート嚢胞（子宮内膜症の一種）など、ほかの婦人科系疾病のために子宮の壁が厚くなっているものの、がんは見られない」という結果だった。その後はなんの症状もなく今日まで来ている。

近藤先生への相談内容

1　担当医から「開腹手術しかない。広汎子宮全摘（P.337）」と言われ、さっさと手術日も決められましたが、調べたら大変な手術で、ショックを受けています。

2　私の生理がきついのは30年以上前からで、不正出血などの症状はありません。なのに強制的に検査されて「がん」と診断されました。「がんもどき」の可能性がありますか？

以前『患者よ、がんと闘うな』の広告を見た時は、「変なことを言う人だな」と違和感しかありませんでした。がんになるまでの私の人生観は、「病や試練とは闘うもの」でしたから。ところが自分が、がんの当事者になって手術を突き付けられたら、同じ本の題名の受け取りかたが、１８０度違っていました。

「あ、闘わない道もありそうだ」と思い、近藤先生の著書を集中してかなり読んで、内容に納得。「がんに勝つ」方法論を信じきっている人や、標準治療が一番だと思っている人を「かわいそう」と感じるほど考え方が変わり、手術への疑問も生まれてご相談に伺いました。

Dr.近藤回答＋解説

●ガイドラインに治療の「無意味・有害」情報を入れない戦略

1 広汎子宮全摘の苛酷な後遺症の多くは「リンパ節郭清」によるものです。10年以上も前に「リンパ節郭清にメリットはなく、がんの再発や死亡が増える」という比較試験の報告が、世界最高峰の医学誌「ランセット」に載ったのに、日本ではいまだにリンパ節郭清が大手を振っていて、患者さんをむやみに傷つけています。広汎子宮全摘は、なんとしても避けてください。

2 そうですね。それは「健診発見がん」と同じだから、「もどき」の確率が高いです。

２００９年、「リンパ節郭清の治療的意義は見いだせなかった」、郭清するとがんが暴れやすくなり「がんの再発や死亡が増えた」(Lancet 2009;373:125) という比較試験の結果が、世界に発信されました。なのに日本では、いまだにリンパ節郭清が広く行われています。

まず、現行の「子宮体がんガイドライン」(２０１８年版) に、リンパ節郭清によって再発や死亡が増えたという事実が載っていません。だから読み手である婦人科医たちが、郭清の欠点に気づきにくい。さらに同ガイドラインでは、「骨盤リンパ節郭清の意義と適応は?」という問いに「推奨：正確な手術進行期決定に必要である（グレードA）」という回答があり、読み手が、〝郭清をするのが正しい〟と思いこむように作られています。

「この治療法は無意味・有害」という重要事項をガイドラインに記載しない現象は、ほかのがん種にも共通です。その方が、治療を引き続き患者に押しつけられるから。

また、リンパ節郭清のように手技が複雑で難易度の高い手術を存続させれば、「大きな手術、困難な手術に挑戦したい」と望む、若い医師たちの関心・興味にも応えられます。さらにガイドライン作成にかかわる「上級医」たち自身も、子宮や胃袋の切除だけでは若手との差がつかないので、「腕の見せどころ」であるリンパ節郭清は、ぜひとも残したいのです。

本音は「こんなに面白く、やりがいのある手術をやめられるか」。そう考えないと、後遺症がひどく、死亡率を上げるリンパ廓清をやめない理由を説明できません。これは、すべてのがん領域に共通の思考です。医者に殺されないよう、くれぐれも気をつけてください。

近藤先生の治療方針を実践してみて

●がんから「気づき」をもらい、都心から海辺に転居

近藤先生にはものすごく「力強さ」を感じました。意志の強さが表情に現われ、説明も順を追って理論的で、よく理解できました。最後の握手も力強く印象的で、励まされました。

私の知人は、全身に転移したがんが抗がん剤治療で全部消えて、喜んでいた直後に急死しました。そういう、治療の恐ろしさについての話は、身の回りにも、本やネットにもいくらでも見つかるのに、ほとんどの人が「標準治療一辺倒」なのは、とても不思議です。

また一般の医師は、たとえば「抗がん剤を打っても治るわけではない」とは言わないし、私が手術の後遺症の不安を訴えたら「足のむくみは弾圧ストッキングなんかで、すぐ治りますよ」と、軽くウソを言われました。「どう治療するか」しか考えていないのだと痛感。

放置して1年後、がんは消えていました。偶然か。なにかのおかげか。がんになって人生は一新しました。自分を責める癖を改め、仕事を減らし、30分の散歩が日課になり、都心から海辺に引っ越しました。がんからいろいろな「気づき」をもらって、感謝しています。

「抗がん剤」では治らない固形がん

子宮頸がん

「子宮頸がん」は、子宮の入り口に発生するので、婦人科の診察で観察や検査がしやすく、発見されやすい。しかし0期の「上皮内がん」の多くは消滅します。

標準治療

〈手術〉ステージ0期は「円錐切除術」。1A期以上は「広汎子宮全摘術」。

〈化学放射線療法〉1B〜2期は、広汎子宮全摘術のほか、抗がん剤＋放射線の併用も。3〜4期は、化学放射線療法が勧められる。

Dr.近藤解説

安全に長生きするためには、①婦人科検診を受けない、②検診で子宮頸がんを発見されても治療を受けない、という心構えが必要です。

子宮頸がんの死亡率は、婦人科検診によって減るどころか、増加しています。第二次世界大戦直後は、子宮頸がん死亡率がとても高かった。その後は自然に減り、1980年には、死亡率は1／6に落ちていました。

ところが80年代から婦人科検診が全国一斉に始まると、20～50歳台での死亡率は増加に転じたのです。手術や抗がん剤による「副作用死」と、眠っていた転移病巣が、手術の刺激で暴れだしたことが理由でしょう（データは『健康診断は受けてはいけない』文春新書）。

そもそも0期の「上皮内がん」と呼ばれる病変は、顕微鏡で見て「がん」にされがちですが、ヒトパピローマウイルス（HPV）による慢性感染症、つまり「がんもどき」でしょう。放置して1期以上に進行したケースを僕は診たことがないし、多くが消滅します。だから「忘れる」のが、一番安全に長生きできます（拙著『がん放置療法のすすめ』参照）。

それでも治療を受けたい場合「広汎子宮全摘術（P.337）」か「放射線治療」を選ぶことになります。治療法の相談相手は婦人科医なので、手術を勧められることがほとんどでしょう。しかし「広汎子宮全摘術」の後遺症は排尿障害、足のリンパ浮腫、膣の短小化など、ひどすぎます。「放射線治療」の後遺症ははるかに軽いので、放射線単独治療を選んでください。

証言36

子宮頸（しきゅうけい）がん

Y・Hさん　40代　女性

放置がベスト。治療なら放射線。切るならリンパ節は残す

がんを見つけたきっかけ

20歳から看護師。20代後半に結婚して2児を帝王切開で出産。子育てと仕事で忙しいが、食べることが好きでストレス解消になっている。お酒は飲めず、タバコを吸ったこともない。健診は必要のない治療を招くと考えて、職場健診もずっと、血液検査とレントゲン程度。

・2017年10月（35歳）　出産後生理不順が続き、期間も長引いた。この頃から性行為中にたびたび不正出血があり、時にはシーツが赤く染まったが、痛みがなかったので放置。

症状・治療の経過

・2018年早春（36歳）　おりものが増えて、常に鮮血の出血もあった。
・3月26日　スキー場で厚いウエアからしたたるほど大出血。すぐ帰宅して近くのIクリニックを受診した。組織診、細胞診、コルポスコープ（膣拡大鏡）で内診。
・4月5日　Iクリニックの診断は「子宮頸がん」。同日、N赤十字病院初診。
・4月10日、12日　N赤十字病院で造影MRI、造影CTの各検査。転移所見なし。
・4月17日　N赤十字病院で「子宮頸がん。腫瘍は4・87cm」。同院では「広汎子宮全摘」の手術はしていないからと、N医大悪性腫瘍専門のK教授を紹介される。
・4月下旬　N医大初診。組織診、細胞診、腫瘍マーカー。附属病院でPET－CT検査。
・5月1日　N医大で「抗がん剤→広汎子宮全摘→抗がん剤」の治療計画を示された。
・5月5日　近藤先生にご相談。放射線治療の専門病院へ。意外にも手術を勧められた。
・5月末　近藤先生に「子宮だけ全摘してもらえる」と伺ったTがんセンターで手術。標準治療ではない「子宮のみ全摘出」手術をして5年無事。

近藤先生への相談内容

1　N医大で「抗がん剤で腫瘍を小さくして広汎子宮全摘。術後にも抗がん剤治療。ガイドラインによる一般的な治療です」と言われていますが、副作用も後遺症も大変そうです。

2　やはり放置が一番安全ですか？　治療する場合に気をつけることは？

3　生きられるはずの命を削らないために、気をつけることは？

私は医療を信じていたから看護師になったわけで、検査やワクチンも喜んで受けていました。20代半ばに夫と出会って大転換。夫は健診で「肺に影がある」と言われた時に情報をいろいろ調べて近藤先生にたどりつき、著書を全部読んで、医学データも暗記していました。

彼の影響で「ムダな治療で命を縮めるな」という近藤先生の教えを知り、「確かに、治療で亡くなったとしか思えない患者さんが大勢いる」とハッとして、結婚した頃には私も「危険だから、治療にはなるべく近づかないようにしよう」と考えるようになっていました。

広範子宮全摘のレールを敷かれて絶対いやだと思い、近藤先生に助けを求めました。

Dr.近藤回答＋解説

「広汎子宮全摘」は、女性の身も心も人生もズタズタにする

1 「広汎子宮全摘」は論外。女性の身も心も人生も、ズタズタにする大手術です。子宮も両側の卵巣・卵管も全摘、骨盤内のリンパ節も郭清（ごっそり取る）、膣の上部も切除する。だからリンパ管や神経がブチブチ切れて、排尿・排便障害、脚がパンパンにむくむ、ホルモンのバランスが狂う、セックスも困難になる。とにかく後遺症がひどすぎます。また抗がん剤も、がんが一時小さくなることはあっても延命には役立ちません。しかもリンパ節郭清は危険です。比較試験では、手術で重大な合併症が起きる確率が、郭清しなかった組の2倍。術後2ヵ月以内の死亡率は3倍。生存期間も短かった。

2 基本、よほどつらい症状がない限り、放置するのが一番安全です。治療したいなら、広汎子宮全摘よりは放射線治療の方がずっと後遺症が少ない。治療成績は同じです。外科の妨害をくぐり抜けて、そこまでたどりつければいいけど…。放射線専門の施設に紹介状を書いてあげましょう。切るとしても、リンパ節は残すこと。Tがんセンターの

S医師は患者との約束を守ってくれるから、手術を選ぶなら訪ねて、「子宮のみ全摘したい。両側の卵巣・卵管とリンパ節は残したい」と、希望をきちんと伝えてください。

3 人間の体には、細菌やウイルスをやっつける「免疫システム」と、がんの防波堤にもなる「抵抗力」が備わり、24時間３６５日、無休で働いています。体にとって薬、ワクチン、サプリなどは異物、手術や食事療法、極端なダイエットなどは大きな負担です。そういう不自然なものや無理なことは遠ざけてください。好きなものをバランスよく食べて、よく体を動かして、ぐっすり眠って楽しく暮らす。医者と薬に近づかない。これがいちばん正常細胞が丈夫になって、免疫システムも抵抗力も強化されますよ。

リンパ節郭清の深刻な後遺症を、もう一点つけ加えておきます。「発がん」です。乳がんのリンパ節郭清後には手と腕に、子宮頸がん、子宮体がん、卵巣がんのリンパ節郭清後には脚と足にリンパ浮腫（むくみ）が生じやすい。このリンパ浮腫に血管肉腫が発生することがあって、極めてタチが悪い。患者さんの多くは数年で死に至ります。悲劇を防ぐ方法はリンパ浮腫を発生させないこと。そのためには、リンパ郭清自体をなくす必要があります。

近藤先生の治療方針を実践してみて

●「標準治療からかなり離れた手術」の希望がかなった

近藤先生は、必要なことをきちんと淡々と示してくださいました。「約束を守ってくれる」と教わったS先生は柔和で、「子宮のみ全摘。両側の卵巣とリンパ節は残す」という特殊なパターンの手術を承諾して、その通りにやってくださいました。「この手術が、標準療法からかなり離れているということは、お見知りおきください」と言われました。

手術後、子宮がんの手術につきものの尿閉（膀胱内の尿をほぼ排出できない状態）となり、自己導尿（自らの手で尿道から膀胱内に細い管を挿入し、尿を体外に排泄する）生活に。私は看護師なので早めに慣れ、約3週間で自然に少しずつ尿が出始めました。でも苦労する患者さんも多く、一生、導尿が必要になるかたもいます。さらにリンパ節まで取ったら、どれほど大変か。看護師として多くの患者さんと接してきましたが、「医者にお任せ」というかたがとても多いです。自分の命を「お任せ」って、こわいことです。今は、本当に簡単に手術されてしまいます。近藤先生がいなくなってしまったので、ぜひ、著書を読んでみてください。

「抗がん剤」では治らない固形がん

卵巣(らんそう)がん

「卵巣がん」は子宮の両脇にひとつずつある親指大の卵巣に生じたがん。ただ、卵巣に腫瘍ができたからといって、卵巣がんとは限りません。

標準治療

〈手術〉「がんの疑い」段階でも卵巣を摘出。1～4期とも、両側の卵巣と子宮の摘出、「大網(だいもう)（お腹の臓器を覆う脂肪組織）」の切除を行う「広範囲切除」が一般的。

〈抗がん剤治療〉1期の一部を除き、多剤併用化学療法が実施される。

Dr.近藤解説

腫瘍が大きかったり腹水が溜まったケースは、お腹が張って見つかります。無症状で、別の理由で検査を受けて発見される卵巣がんも多いです。

卵巣がんの進行度（ステージ）分類には無理があります。胃がんや大腸がんなどの消化器がんでは医師たちも、腹膜に転移があれば「4期」に分類して一般に「手術不能」「手術では治らない」と考えます。ところが卵巣がんでは、腹膜に転移があっても「3期」とされて、どしどし手術が実施される。これを「手術不能」とすると手術数が激減し、婦人科医の生活に影響するからでしょう。治らないのに無理に手術するから、多くの不都合が生じます。

卵巣がんから毒が出るわけではないので、いくら大きくてもそれでは死にません。たんに大きいだけなら3～4期でも、1年以内に亡くなる人を僕は見たことがありません。

ところが手術と抗がん剤治療を受けると、3～4期の患者は1年以内に30～50％が亡くなってしまう。死因は、①手術によって眠っていた転移がんが目をさまし暴れだす。②手術で傷ついた腹膜にがん細胞が入りこんで増殖し、腸閉塞を起こして食事が摂れなくなる。③腸閉塞を解消しようとして再手術して腹膜の傷を増やし、事態を悪化させる。④抗がん剤の毒性による副作用死、が主なものです。

また「リンパ節郭清（かくせい）」の比較試験では、手術で重大な合併症が起きる率は、郭清した組はしなかった組の2倍、術後2ヵ月以内の死亡率は3倍。生存期間も短いという結果でした。

証言37

卵巣(らんそう)がん

O・Tさん　80代　女性

「子宮・卵巣全摘」を断って4年無事。畑仕事と温泉が活力の源

がんを見つけたきっかけ

農家に嫁ぎ、80歳を過ぎた今も、100㎡の家庭菜園の仕事がいい運動になっている。

・**2019年1月（78歳）** よく足がつり、整形外科の診断は「リウマチに似た症状」。

・**1月15日** 温泉でふとお腹を触った時、右の下腹に握りこぶし大のシコリを発見。痛くもなんともなかったが、2ヵ月でどんどん大きくなり、お腹がパンパンに張ってきた。

・**3月15日** 内科で「たぶん卵巣のう腫（袋状の腫瘍）。すぐ婦人科へ」と言われた。

症状・治療の経過

・**2019年3月15日（78歳）** 婦人科エコー診断も「卵巣のう腫」。精密検査を予約。

・**3月18日** 畑の土をシャベルで掘り返した時、激しい腹痛がおきて、J病院に救急搬送。MRIと血液検査の結果、「卵巣のう腫です。大きいので右卵巣の摘出手術をします」。

・**4月上旬** 摘出手術を受けて10日間入院。退院して数日後「病理検査の結果、卵巣がんでした」「ステージ1Aで、ごく初期。がんはまだ右卵巣の外に出ていません」「ただ手術の際、腫瘍内部に溜まっていた1・5kg分の液体を抜くとき、腹の中に少し漏れたので、ステージ2になります」「心配ですから、子宮と片方の卵巣も摘出しましょう」。主人はすぐ同意したが、私は「もうお腹は切りたくありません」と手術を拒んだ。すると「1年間の経過観察（血液検査、心電図、尿検査）」を提案され、それには同意した。

・**5月25日** 近藤先生にご相談。放置して様子を見ることにした。

・**2020年4月（79歳）** 経過観察のCT検査を断り、以後は血液検査のみ受けている。卵巣がんの治療はしないまま4年目の今も心配な症状はなく、1日6千歩近く散歩。

近藤先生への相談内容

1　子宮・卵巣の全摘術を断りました。主人の姉が、がんの手術と抗がん剤治療で苦しんで死んだこともあって。生活の質を落とさずに、がんと共存する心得をお教えください。

2　私のがんが「がんもどき」だと、見分けられる方法がありますか？

3　もし「本物のがん」で、症状が出てきた場合、最善の対処法は？

義姉は、胃がん手術の2年後に子宮に転移。手術と抗がん剤治療をすると、背骨に転移が出て寝たきりになり、最期まで痛みとしびれを訴えました。娘の夫も腎臓がんの手術をして逝ったので手術も抗がん剤もイヤでした。卵巣のう腫と診断された時、図書館で近藤先生の本を発見。特に「がんもどき」が印象に残り、『「がんもどき」で早死にする人、「本物のがん」で長生きする人』『がん治療に殺された人、放置して生きのびた人』は購入しました。「卵巣がん」と告知された時、「卵巣の外に出ていないなら〝もどき〟では」と思ったこともあって、治療を断りました。近藤先生に今後のことを、直接伺いたいと思いました。

Dr.近藤解説

卵巣がんは5年無事なら、ほぼ「もどき」。「本物」なら緩和ケアを

1 データを見る限り「がんもどき」でしょう。腫瘍を取ったことも、がんと言われたことも忘れなさい。好きなものをなんでもよく食べてよく寝て、笑って暮らすのが一番です。

2 卵巣がんの場合は、ほっといて5年間なにもおきなければ、ほぼ「がんもどき」です。

3 5年以内に転移が出てきたら、最初から転移がひそんでいた「本物のがん」。治療しても治らず、手術や抗がん剤でがんが暴れだすこともある。だから治そうとしないで、つらい症状を抑える緩和ケアに徹してください。病院には行かない方がいいですよ。経過観察だけでも、検査のたびに不安になることを言われて、治療に引きずり込まれるから。

卵巣がんの手術の危険性がわかる、具体例を挙げます。25㎝の卵巣がんを持つ40代のA子さん。腹膜転移があり、腹水が20ℓ以上も溜まって、お腹が張って食事が摂れなくなりました。少なくとも3期で、婦人科医の勧めは「手術と抗がん剤治療」。本人は治療を拒み、僕

の外来に相談にみえて、緩和ケア医に腹水を抜いてもらって対処することになりました。
ただ、くり返し腹水を抜くと、含まれる栄養分（タンパク質）が一緒に失われ、体がやせ衰えて栄養失調で早死にしやすい。それで「腹水を抜いてラクになった時にしっかり食べて、体のタンパク質を増やす」ことを心がけることにしました。

A子さんは緩和ケアクリニックで腹水を週に2度、抜き続けました。体調は3年維持できて腸閉塞も起きず、子育てと仕事を続けました（拙著『世界一ラクながん治療』参照）。

ところが診断から5年後、心境が変化したようで、大学病院の婦人科で手術を受けてしまった。手術を受けても腹水は溜まり続けて、術後わずか2週間で亡くなったと聞きました。

週2回、合計何百回も腹水を抜き続けるのは苦行です。そこに婦人科医がつけ込んで、「手術で腹水を止められますよ」など、あり得ないことを言ったのではと僕は見ています。

一方、腹水を抜くだけでやせるに任せ、早めの死を選ぶ患者さんもいる（ある意味、安楽死の一種です）。A子さんと同じ40代でも、そちらを選ぶ患者さんがいます。長生きを目指すか、なるべく自然に任せるか。これは人生観にかかわり、どちらも正しいと僕は思っています。

近藤先生の治療方針を実践してみて

●私のがんは、きっと「もどき」。5年間は忘れてしまおう

近藤先生はまず「僕の一言一句を録音してください」と、自信を持っておっしゃいました。その一言一句が「やっぱりそうだ！」と思えて、よくわかりました。私のがんは、きっと、「もどき」。5年間は忘れてしまおう。本当にいい先生にめぐり会えた、と思いました。

本当に「検査は治療の始まり」です。検査はなるべく避けて、がんがもし見つかっても、無治療か、なるべく体を痛めない対処法を探した方がいいと思います。がんの手術や抗がん剤治療は、延命の証拠がないのに体への負担が大きすぎます。高齢だとなおさらです。

私は、卵巣のう腫の摘出手術をしただけでも気力・体力がガクッと落ちて、1年目は家庭菜園にも手がつかなかった。2年目になってようやく、自分から散歩する気になりました。自然の中で毎日のんびり、ゆっくり、天然のメンテナンスを受ける。日光を浴びて、体をよく動かす。それが一番、健康にいいと実感します。畑仕事。自分で育てた作物で作る料理。散歩。そして温泉に、私は日々癒され、活力をもらっています。

腎細胞がん（腎がん）

「腎細胞がん」は、腎臓にできるがんのうち、血液を濾過して尿をつくる糸球体や尿細管などの細胞が、がん化して悪性腫瘍になったもの。放置に適しています。

標準治療

〈手術〉 腎臓の全摘手術か、部分切除術。場合により「ラジオ波に焼灼術」「凍結療法」。

〈その他〉 抗がん剤治療は、がん縮小効果が不良なので行われない。場合により分子標的薬、免疫チェックポイント阻害剤が使われる。放射線の効果も不良なのであまり使われない。

Dr.近藤解説

腎細胞がん（腎がん）は特徴的な症状がなく、小さいうちに発見されるのは検査によるものがほとんどです。超音波やCTなどの検査法がなかった時代には、腎がんは10〜15cm大になってから、血尿、わき腹の痛み、わき腹のシコリなどの症状が現れて発見されました。

今でも20㎝になってからの発見ケースもあります。がん自体が毒を出すわけではないので、初発病巣が大きいだけなら患者さんは元気です。がんの進行度（ステージ）分類で、初発病巣の最大径が7㎝になっても「1期」とされるのも、腎がんのタチがよい証拠です。

僕は腎がんを放置した患者さんを数十人見てきましたが。経過は、①大きくならない、②小さくなる（消えるケースもある）、③大きくなる、のいずれかでした。直径が4㎝以上の腎がんは大きくなっていくケースが多いのですが、増大スピードは一年に1～4㎜といったところで、臓器転移も出てきませんでした。

腎がんの肺転移を放置していた患者さんの場合は、しばらく増大を続けたあと成長が止まり、さらに様子を見ていたら転移が全部消失しました。分子標的薬や抗がん剤での治療をやめると、転移が消失するケースがあります。そこから推察して、自然に任せたことが転移の消失を導いた可能性があります。

証言38　H・Tさん　70代　男性

腎細胞(じんさいぼう)がん

腎がんと「すい臓尾部下のかたまり」を放置して6年快調

がんを見つけたきっかけ

60歳で会社を定年退職後も市のパート職員、毎日90分の散歩、テニスやゴルフなどよく動き、快食、快眠。酒は時々ビール350㎖と焼酎50㎖のお湯割り。喫煙は38歳でやめた。

定年退職後も人間ドックを毎年受けてきた。オプションの脳ドック、前立腺がん、肺がん検診、ピロリ菌除菌なども率先して受けていた。

・2016年7月6日（68歳）　H総合病院の人間ドックで「がんかもしれません」。

症状・治療の経過

２０１６年に腎細胞がん告知。近藤先生にご相談以来、検査も受けず放置して無事。

・**２０１６年７月13日（68歳）**　A胃腸外科医院で胃カメラ、腹部画像検査。

・**７月20日**　H総合病院で腹部ＣＴ（造影剤）検査。

・**７月25〜26日**　A胃腸外科科医院で「肝臓は問題ありません。腎臓に少し影あり」。

・**８月２日**　H総合病院の泌尿器科で尿検査。

・**８月18日**　H総合病院で、体幹部ＣＴ検査。

・**８月31日**　H総合病院泌尿器科で担当医と面談。

「左腎臓側に12㎜の影があります。初期のがん。すい臓尾部下に20㎜の、かたまりがあります。ほかには転移らしい所見はありません。これから3ヵ月に1度のＣＴ検査を行い、がんが大きくなったら手術、転移が見つかったら抗がん剤治療となります」

・**９月12日**　近藤先生にご相談。その後は病院に近づかず、検査もいっさい受けていない。

近藤先生への相談内容

1　3ヵ月に1度、CT検査をして、がんが大きくなったら手術と言われています。

2　定年退職後も人間ドックを8年、オプションも含めて受けているのですが、近藤先生は「健康診断は受けてはいけない」とおっしゃっていますね。

腎がんと言われた時、妻から近藤先生の本を何冊も手渡されました。13年前、妻の父親は80歳で胃がんになり、手術は拒否したのに、抗がん剤治療は受けてしまった。「副作用で食べ物の味がしない」と嘆き、体力が落ちて、82歳で間質性肺炎に命を奪われました。

10年前には、近所のご主人に胃がんが見つかり、抗がん剤治療で一気に弱って8ヵ月で他界。妻は「あんなに元気だったのに、おかしい」と思い、近藤先生の本を何冊も読んで、がん治療の恐ろしさがよくわかったそうです。同じ年に偶然、妻の叔父も胃がんになって、医者から「早期だから」と手術を勧められ、半年で死去。人工呼吸器を付けられ、苦しんで逝きました。私自身もがんになり、「近藤先生に診ていただきたい」と、強く思いました。

Dr.近藤回答＋解説

●夜も眠れない症状が起きない限り、医者に近づかない

1 検査も手術も、やめた方がいい。腎がんは一般に成長スピードが非常にゆっくりでおとなしく、20㎝になって発見される（それまで症状を現わさない）こともあるほど。僕は腎がん放置患者さんを数十人診てきたけど、小さくなったり、消えるケースも多かった。ところが、タチがよいはずの腎がんも、4㎝以上のものを手術すると、5年以内に19％が亡くなります。僕もそういう患者さんを経験しています。6㎝で見つかった腎がんを放置していたら、5年後に8㎝になった。そこで腎臓の全摘術を選択されたら、術後1年目に、肺に複数の転移病巣が出現してしまいました。

そういうことを考え合わせると、腎がんは特にそっとしておくのが一番だと思います。

2 腎がんの定期検査も人間ドックも、百害あって一利なしです。うかつに受けると命を縮めます。必ず気になることを言われて、薬を飲んだり精密検査を受けるハメになるから。人間のメンタルは弱いもので、「念のためこの薬も」「この検査も」と言われて、ずるず

る深みにはまっていきます。体のことばかり気になって、生活の質（ＱＯＬ）もどんどん落ちる。あげくの果てに、手術や抗がん剤治療に引きずり込まれてしまう。安全にラクに長生きしたいなら、夜も眠れないような自覚症状が起きない限り、①診断を忘れる　②検査を受けない　③医者に近づかない。これを守ってください。

腎がんを手術して亡くなるケースには治療死も含まれますが、手術をきっかけに、潜んでいた転移が暴れだしやすいと考えられます（J Urol 2009;181:35）。また標準治療に入っている分子標的薬やオプジーボに延命効果はなく（P.48、P.52）、使う意味はありません。

要するに「健診発見がん」は、手術も抗がん剤治療も受けないのが正解です。症状があって見つかったがんの場合は、転移がひそんでいることが多いので、手術でがんが暴れだすリスクが高くなる。緩和ケアに徹するのが一番ラクに、安全に、長生きできるはずです。

米国では1975年からの30年間に、腎がんの発見数が2倍に増えましたが、腎がんによる死亡数は不変でした。これは、症状発見がんの多くを「本物のがん」が占め、そういうケースは「早期発見・早期治療」しても治らないことを示しています。

近藤先生の治療方針を実践してみて

●「がん放置療法」や「がんもどき」を知る人が60歳前後に多い

一家4人で外来へ。近藤先生は、私が持参したCT画像を見た瞬間「大丈夫だ」と、まず一言。目の前がパーッと明るくなりました。あとで著書を読んだら「腎がんはタチがよく、健診で発見された放置患者さん数十人は、誰も転移が出ていない」とも書いてありました。最後に、紙にペンで大きく「忘れる」「検査を受けない」「医者に近づかない」の三原則を書いて手渡されました。妻が持参した著書にはサインを、家族4人と握手もしてくださった。以来「二度とがんの検査も人間ドックも受けない」誓いを実践。近藤先生は命の恩人です。

腎がん「放置」のことは周囲に広く伝えています。「がん放置療法」や「がんもどき」を知る人が60歳前後に多い印象。がんの手術や抗がん剤治療の問題点には、みんな気づいています。しかしほぼ全員が「実際がんになったら、やっぱり標準治療かな。家族にも受けてくれと言われそう」。がんに対して「治療より放置の方が安全」と納得するのは非常に難しいようです。だから、がんになる前にぜひ近藤先生の本を読んで、知識を得てほしいです。

「抗がん剤」では治らない固形がん

腎盂（じんう）がん・尿管（にょうかん）がん

「腎盂がん・尿管がん」の発生頻度は、膀胱がんの約1割。女性より男性に多く、50〜70歳代に好発。目で見てわかる「血尿」で発見されるのが大部分です。

標準治療

〈手術〉がんが腎盂・尿管付近にとどまっているようなら、患部側の腎臓と尿管を全摘出。
〈抗がん剤治療＋手術〉リンパ節転移があると4期になり、手術の前後に抗がん剤治療。
〈抗がん剤治療〉臓器転移が明らかなら、抗がん剤治療になる。

Dr.近藤解説

がんが腎盂・尿管の粘膜から発生し、粘膜にとどまっているものを「表在性がん」と呼びます。表在性がんはほぼ確実に「がんもどき」です。臓器転移がないので、手術してもがんが暴れだすことはなく、術後にがんで亡くなる人はほぼ皆無です。

がんもどきなのに、腎臓と尿管を取ってしまう意味はありません。むしろ、術後に病理検査をしてみたら、実は手術で暴れだす「筋層浸潤がん」だったと判明するリスクがあります。がんが、粘膜の奥の「筋層」に侵入(浸潤)していると、「筋層浸潤がん」と呼ばれます(筋層を超えているケースも含む)。筋層浸潤がんの場合、どこかに臓器転移がひそんでいる可能性が5割を超えます。その場合手術をきっかけに、休眠していた転移がんが暴れだして、命を落とします。術前のCTなどで、粘膜にとどまる「表在性がん」と思われても、手術をしてみたら筋層浸潤がんだった、というケースは少なくありません。するともう、がんが暴れだすのを止められません。

他方で、腎臓は2つあるので、片方の腎臓が使えなくなっても腎不全にはなりません。また腎盂がん・尿管がんの初発病巣は、どんなに増大しても、それで患者さんが死ぬこともないので、手術を受けないのが一番ラクに安全に長生きできます。臓器転移が盛んに増殖している場合、抗がん剤治療を勧められますが、これは無意味・有害で、寿命を縮める効果しかないので、受けないのが賢明です。

証言39

尿管がん

K・Yさん　70代　男性

「尿管がん疑い」段階で「腎臓取っちゃいましょう」。あ然

がんを見つけたきっかけ

野草や野鳥などの自然観察が趣味でよく歩く。飲酒はしない。喫煙は20歳から約20年。

・**1979年（30歳）**　排尿時に痛みがあり、レントゲン検査で右の腎臓に結石が見つかり、その後も多発。数年に1度、日帰り入院で治療。40歳頃からK大学病院に通院。医者から「尿が増えると、結石が自然に排出されやすい」と言われて1日1・5リットル飲水。

・**2018年（69歳）**　K大学病院で結石の治療中、尿細胞診で「異形細胞」が見つかった。

症状・治療の経過

・**2018年（69歳）** K大学病院の主治医から「尿管がんの可能性がある。結石よりがん治療が優先。左の腎臓取っちゃいましょう」と言われて「ちょっと待ってください」。その後は、結石の痛みにはステント（拡張チューブ）を入れて、3カ月に1度交換して対応。そのつど、MRI、CTなどで検査したが、「がん」の確定診断には至らなかった。細胞診は「がんだったら尿管を傷つけると悪化するから」とのことで、行われなかった。

・**2019年8月（71歳）** K大学病院で、尿道から入れた内視鏡下の「経尿道的尿路結石破砕術（はさい）」で結石を除去。「次は左尿管がんと腎結石の治療」と言われて、近藤先生の外来へ。

・**11月30日** 近藤先生にご相談。その後、頻尿がひどくなり、ステントを抜いた。

・**2020年夏（71歳）** 泌尿器専門の大病院に転院した。「結石だけ取ることはできません」と言われたので、近藤先生が紙に書いてくれた治療方針を見せたら、希望通りがんには手をつけず、結石だけ除去してくれた。尿管の腫瘍の細胞診で「尿管がん」と確定診断。引き続き放置して「異形細胞」発見から5年、よく出歩きながら元気に暮らしている。

近藤先生への相談内容

1　主治医は「腎臓は2つあるから」と、片方の腎臓摘出を勧めます。私は「2つあっての腎臓」だと思うのですが、ほかの選択肢はありますか？

2　「腎臓取っちゃいましょう」という、主治医の軽い言い方に傷つきました。患者の体がどうなるかなんて、なにも考えていないんでしょうか。

亡き両親も私も、大の医者嫌いです。父が薬局を始めて、私は病院の薬剤師を半年やって家業を継ぎました。クスリ屋をやっていると、医療のよくない面もよく見えます。父は、階段から落ちた時も救急車に「乗らない」と言い、ようやく入院させたら、末期の大腸がんが見つかりました。母も体調が悪いのに病院に行かず、見つかった時は大腸がん末期でした。

近藤先生のことは週刊誌や新聞の記事で知り、著書『がん治療に殺された人、放置して生きのびた人』が、心に響きました。「この先生の言っていることは納得できる。おもしろい」と思い「有名な先生に会ってみたい」という気持ちもあって、外来に伺いました。

Dr.近藤回答＋解説

尿管がんは切ると暴れやすく、転移を招く

1 摘出はやめた方がいい。良性腫瘍で腎臓を摘出した人でも4割が、10年以内に重い腎障害を発症しています。2つある臓器は、体が必要としているから2つ存在するんです。だから、結石だけを取り出して、がんはそのままにした方がいいと思う。がんは、なるべくそっとしておく。尿管がんは切ると暴れやすく、転移が早まる可能性があります。いくつか病院を回って、「結石だけ除去」の希望を聞いてくれる医師を見つけてください。

2 がん医者の暴言は、患者さんからしょっちゅう聞きます。患者を脅したり、出まかせやウソや、見下すようなことを言ったり。患者を人だと思っていないんでしょう（P.20）。腎盂・尿管にできる腫瘍は悪性が多く、針生検をするとがん細胞が飛び散りやすい。それで腫瘍が見つかると、がんの確定診断がなくても腎臓もろとも全摘するのが標準治療になっています。切ってみてがん細胞が出なかったら「がんではなかった。おめでとう」って、医者は平気な顔で言うんです。切ることしか頭にない医者が多すぎます。

膀胱がん、腎盂がん、尿管がんをまとめて「尿路上皮がん」と呼び、腎盂がんと尿管がんは、そのうち約1割を占めます。腎盂は腎臓と尿管のつなぎ目で、腎臓でつくられた尿を「さかずき」のように受けます。その尿が尿管、膀胱、尿道を経て体外に出ます。尿管は腎盂と膀胱をつなぐ、長さ20㎝余りの管。つまり腎盂がん、尿管がんは腎臓の外にできる。普通「腎がん」と言う時は、腎臓の中にある「腎細胞がん」を指します（P.348）。

尿管は細く、内視鏡も入りにくいので、がんの正確な位置や状態の診断が難しい。さらに、「多発・再発しやすい」という特徴があるので、部分切除をして膀胱につなぎ直しても、残した尿管や腎盂に再発することがよくあります。

それで「尿管に腫瘍が見つかったら、がんの確定診断がなくても全摘。尿管がなくなると腎臓は働かないので、同じ側の腎臓と尿管を一緒に取る」という考え方の「腎尿管全摘」が、標準治療になっています。

しかし腎盂がんも尿管がんも、初発病巣がどんなに大きくなっても、それで患者さんが死ぬことはありません。がんと診断されても、手術を受けないのが一番安全に長生きできます。

近藤先生の治療方針を実践してみて

●「年とってから見つかるがんは、だいたいおとなしいよ」。安堵

長く結石の治療に通っていたK大学病院で、「尿管がんの疑いがある。左の腎臓を取っちゃいましょう」と言われた時は、大ショックでした。がんと確定してもいないのに。私は30代から右腎が結石だらけなので、左腎は失いたくないのです。「取っちゃいましょう」という、患者の臓器を取ることをなんとも思っていない発言には、本当に悲しいものがありました。

近藤先生には、まず「年とってから見つかるがんは、だいたいおとなしいよ」と言われて、すごく気がラクになり、「この言葉にすがろう」と思いました。

「結石だけ取り出す」「がんはそのまま」というアドバイスは、紙に書いて手渡してくださいました。最後に、著書にサインをしてプレゼントしてくれて、うれしかったなあ。

ここ半年、疲れやすくなった気がします。「近藤先生のアドバイスは間違いない」、と思ったり、左の背中が痛んだりすると「やっぱり全摘した方がいいのかも」と、実はいまだに、気持ちは揺れ動いています。揺れ動くことが自然で、それでいいのだ、と今は思えます。

膀胱（ぼうこう）がん

「抗がん剤」では治らない固形がん

尿路上皮が「がん化」。「筋層非浸潤がん」、「筋層浸潤がん」、「転移性がん」のどれも、膀胱全摘や抗がん剤は命を縮めます。出血多量時は「高精度放射線治療」を。

標準治療

多くは血尿から見つかり、「筋層非浸潤がん」でも膀胱内に再発を繰り返すと「膀胱全摘術」が提案される。「筋層浸潤がん」は基本、膀胱全摘術。リンパ節に転移があると（胃がん、乳がんなどと異なり）、ほぼ臓器転移があるので4期とされ、化学療法が治療の中心になる。

Dr.近藤解説

「膀胱がん」はほぼ、粘膜からポリープ状に盛り上がっている。膀胱の壁は①粘膜、②粘膜下層、③筋層、④腹膜の4層。尿道から内視鏡を入れてポリープを「筋層」まで切除し（経尿道的膀胱腫瘍切除術）、「がんが達している深さ」を診断。組織を病理医が顕微鏡で調べる。

がんが筋層に入っていない「筋層非浸潤がん」は、ほぼ「がんもどき」。ポリープ切除後、膀胱内に抗がん剤やBCGを注入されると、排尿痛などの刺激症状に苦しむのに、膀胱内再発を防ぐのは難しい。イボに似て次々出てきますが、なんとかしようと思うと薬の副作用で苦しみ、いずれ膀胱全摘術をさせられることになりやすいので、放置をお勧めします。

がんが筋層に入った「筋層浸潤がん」は転移の可能性があり、深く入っているほど転移率が高まる。医師が勧める膀胱全摘術を受けると、「本物のがん」は臓器や腹膜にひそむ転移がんがほぼ確実に暴れだし、命を縮めます。リンパに転移があると膀胱がんは「4期」になり、治療は化学療法が主体ですが、並行して膀胱全摘術を勧められることもあります。

しかし抗がん剤の副作用で苦しみ、人工膀胱になったあげく、早死にしかねません。

僕の経験では臓器転移の可能性があっても、放置しているとがんが暴れだすことは少ない。なので、膀胱内にポリープが見つかっても放置した方が、安全に長生きできると思います。

ポリープが尿道の入り口を塞ぎ、尿が出なくなったら、内視鏡で切除するか削ります。出血が多く貧血になったら、がんだけを狙える「高精度放射線治療」(P.58)をお勧めします。

証言40 T・Iさん 70代 男性

膀胱がん、大腸がん

「膀胱を取らないと余命3～4ヵ月」。取らずに3年元気

がんを見つけたきっかけ

・〈大腸がん〉1990年(43歳) 健康診断で大腸がんが見つかった。
・〈膀胱がん〉2020年(73歳) 血尿が続いたが、無痛で食欲旺盛だったので様子見。
・10月1日(73歳) おしっこが出なくなり、K病院に緊急入院してMRI検査。主治医に「がんの大きさは5×12㎝。膀胱の3分の1と尿道の入り口を塞いでいる。すぐに手術して膀胱を取らないと寿命は3～4ヵ月。手術したら6～7ヵ月に延びます」と言われた。

症状・治療の経過

・**〈大腸がん〉1990年（43歳）** K病院で切除手術をして人工肛門になった。

・**2007年（60歳）** 手術跡が癒着して腸閉塞になり、N病院で手術。細菌感染で40℃の高熱が続き、植物状態寸前に。手指、肩、口をよく動かすなどのリハビリメニューを、妻がヘルパーさんと考え、交代で行ってくれて、病院側が「劇的」と驚いたほどV字回復した。

・**〈膀胱がん〉2020年10月4日（73歳）** 経尿道的膀胱腫瘍切除術（尿道から内視鏡を膀胱に入れて、腫瘍を削り取る手術）を選んだ。筋層非浸潤性膀胱がん、グレード2（中悪性度）。9日に退院。主治医から「がんを中途半端にしか削っていないので、近く再度削りたい」と言われたが、1週間の入院で歩行器に頼るようになったので、気が進まなかった。

・**10月12日、29日** 近藤先生に2度ご相談。がんを再び削る手術は断った。

・**2021年3月20日（73歳）** また血尿が出て「がんの再発」と言われた。再び近藤先生にご相談。「血尿は気にしなくていい」と言われて、放置することにした。

・**2023年8月（75歳）** 症状は軽い血尿だけで、元気に過ごしている。

近藤先生への相談内容

1　2020年10月12日（73歳）　内視鏡手術は「がんの表面を平らにして止血する」ことが中心だったので、退院後すぐまた、血尿が出始めました。主治医には「来月にも、がんを根本まで削りたい」と言われて、ご相談に参りました。

2　10月29日　近藤先生にご紹介いただいた、N病院の放射線科を受診したら「血尿はかなり改善されています。放射線治療をスタートするか、内視鏡でもう一度削るか、あるいは様子を見るか、よく考えてください」、泌尿器科では「内視鏡手術で再度、がんを削って腫瘍の深さを見た方がいい。その結果、全摘手術が必要で、人工膀胱になることもあり得ます」と言われました。人工肛門で苦労しているので、人工膀胱は絶対にイヤです。

3　2021年2月10日（73歳）　がんが再発。「すぐ膀胱全摘手術を」と言われました。

人工肛門で30年、皮膚のただれや排泄物の洩れに苦しんできたので、さらに人工膀胱になるのは御免でした。内視鏡手術で1週間入院しただけで足が萎えたのも、不安材料でした。

Dr.近藤回答＋解説

●抗がん剤なしで「高精度放射線治療」の検討を

1 尿が出なくなった時、内視鏡でがんを削ったのは妥当な応急処置だったと思います。今また手術しなくても、再び腫瘍が尿道を塞いで尿が出なくなったりしてから考えては？今後もし治療するなら、手術よりも放射線治療の方がいいと思う。はるかに体への負担が少ないから。それでいて放射線は強力で、照射前に内視鏡を使ってがんを削っていなくても、がんが消えるほどです。

腫瘍部に限定した「高精度放射線治療」（P.58）で、1回2グレイ、上限22回で照射するといいでしょう。ただし放射線治療は基本的に、同じ部位には1回しかできません。

2 抗がん剤は断ってください。N病院の放射線科への紹介状をお渡ししておきます。

血尿は気にしなくていい。様子を見るのが、一番安全に長生きできると思います。

3 おしっこがずっとスムーズに出ているなら、やっぱりなにもしないのが一番です。

世界を見渡せば、放射線を膀胱がんの「標準治療」としている国は少なくありません。

しかし日本では、問題が2つあります。ひとつは、膀胱全摘術ばかり行われてきたので、放射線治療医に、膀胱がんの治療経験者が少ない。線量が過多だと、膀胱が縮み、ひんぱんな尿意に悩まされる「萎縮性膀胱」の危険があります。具体的には、膀胱全体に、1回2グレイで25回以上（計50グレイ以上）かけると、膀胱が縮むリスクが生まれます。

膀胱がんのところだけをピンポイントで狙って照射する「高精度放射線治療」なら、萎縮性膀胱が生じることはないはずです。

別の問題は、医師が放射線治療に同意しても、抗がん剤を併用する「化学放射線療法」を押し付けられる可能性があることです。「化学放射線療法」によって、放射線をかけた範囲の「がんをやっつける率」が、数%は向上するはずです。しかし、抗がん剤は全身に回るので生活の質（QOL）が悪くなります。そして生存期間が延びる保証がありません。

というよりも、寿命は「臓器転移があるかないか」で決まるため、抗がん剤を足しても、寿命は延びないはずです。ですから、放射線単独で治療してもらった方がいいでしょう。

近藤先生の治療方針を実践してみて

●「録音どうぞ」「マスクは取って」「封をしない紹介状」…驚きの連続！

10年前『医者に殺されない47の心得』を読んで「すごい先生だ」と思い、講演や、TV出演の動画なども拝見。お目にかかると大変お優しい物腰で、すべてが「患者優先」でした。「相談内容を録音してください」と言われてこちらに用意がないと、録音テープにとって、それをくださった。コロナ禍で、みんなマスクをして接触を避けていた時に「マスクで感染は防げない。僕は一度もしたことない。顔を見たいからはずしてね」とおっしゃって、にこやかに握手してくださいました。紹介状を入れた封筒も（患者が読めるように）封をしないで手渡された。すべて、ほかのお医者さんにはあり得ないことで、驚きの連続でした。

知人が、外科の名医から「大学病院の医者は良心の呵責なく検査し、注射をし、薬を出し、手術できないと出世は無理」と打ち明けられたそうです。近藤先生は真逆で、患者最優先。おかげさまで私は、がんを内視鏡で1回削っただけであとは無治療のまま、告知から3年を経て快眠、快食、快便。痛みも全くなく、毎日すこぶる爽快に暮らすことができています。

証言41

膀胱腫瘍（ぼうこうしゅよう）

I・Sさん　60代　男性

「95%がん。すぐ開腹摘出手術を」6年放置。がんではなかった

がんを見つけたきっかけ

46歳で銀行を辞めたあと、20年で7回転職。60歳以降も減収にならない転職先を求めて、50代後半は会社勤めの傍ら100社以上受けては「落選」し続けて、ストレス甚大だった。食事はなんでもよく食べ、アルコールは毎日ビール350～500㎖。タバコは吸わない。

・2010年（54歳）　中国の団子「ユエンシャオ」を過食したら1日、異様な興奮状態に。

・2014年9月（58歳）　初めて血尿が出た。

症状・治療の経過

・**2014～15年（58～59歳）** 血尿2回、血のかたまり1回が出た。N泌尿器科の尿細胞診（尿内に剥がれ落ちた細胞を顕微鏡で診て、がんなどを検索）などの結果は「問題なし」。

・**2016年2月、7月（59歳）** **2月、7月**に1回ずつ、血尿と血のかたまりが出た。7月には腰骨の約10cm上に鈍痛も感じ、単身赴任先のK泌尿器科の紹介で、市内のK病院へ。

・**8月** また血尿が出て、造影剤CTと膀胱鏡検査で、膀胱憩室（膀胱の一部が膀胱外に突き出た病態）から、直径約1・5cmの腫瘍が顔を出していた。担当医は「膀胱にできる腫瘍の95%は悪性。開腹摘出手術しかない。生検でがん細胞が出たら全摘」→放置を選んだ。

・**2022年2月～4月（65歳）** 2月半ば、最大5×2・5×1cmの血のかたまりが1日に何度も出て排尿に最長2時間かかり、激痛。S中央病院で「腫瘍は4・5cm。憩室はない。経尿道的膀胱腫瘍切除術（P.367）で除去可能」。3月末に手術し、生検でがん細胞は出なかった。4月下旬からは排尿時の不安がなくなり、以後、快適に暮らしている。「95%がん」と言われた膀胱腫瘍を6年間放置したあと、内視鏡下で腫瘍を切除して元気。

近藤先生への相談内容

1（2017年7月3日、メールで問い合わせ）セカンドオピニオンの希望ではなく、近藤先生の今後の本や講演での実例紹介に加えていただけないか、というご相談です。

2016年8月、膀胱憩室にイソギンチャク状の腫瘍が見つかり、医師から生検と開腹摘出手術を勧められました。近藤先生の理論が正しいと思えましたので、3か月ほど迷った末に放置することにして、今のところ無事に生きています。今61歳です。

月1回程度の出血は続いており、不安を抱えていますが、もし長年生きていければ「このような選択肢もある」と世間の人たちに示して、役に立てるのではないかと思っています。

2（2022年8月3日）今年2月に血のかたまりが尿道に詰まって排尿困難になり、5年ぶりに泌尿器科を受診しました。16年に直径1・5㎝内だった腫瘍が、直径4～5㎝になっていました。

今回の病院では憩室は見つからず、「尿道から膀胱鏡を入れて腫瘍摘出が可能」と言われたので、摘出して快適に暮らしています。

Dr.近藤回答＋解説

●人口膀胱になった上、早死にするのは悲しすぎる

1　（2017年7月4日返信）貴重な体験のお知らせ、ありがとうございます。大変参考になります。紹介させていただくこともあるかと思います。ご健勝を心より祈念します。

2　（2022年8月4日返信）うれしいご報告、ありがとうございます。長くこの状態が続くよう、心から祈念しております。

膀胱がんは、目に見える「血尿」（肉眼的血尿）から発見されることがほとんどです。血尿の程度は、尿に血が数滴混じるケースから、便器が血で真っ赤に染まるケースまでさまざま。頻尿、排尿時痛、残尿感などの、「膀胱刺激症状」が生じることもあります。

腫瘍切除後の病理検査で、がんが筋層に入っていない「筋層非浸潤がん」とわかるとそれで終了。膀胱全摘術は行いません。これはほぼすべてが「がんもどき」で、一安心。

ただし術後に「再発予防」と称して、抗がん剤もしくは「ＢＣＧ」（生きたウシ型結核菌）を

膀胱内に注入されやすい。すると膀胱刺激症状に苦しんだあげく、膀胱内再発を防ぐことは難しい。がんもどきはイボに似て、くり返し生じやすいからです。次々に出てくるのを薬でなんとかしたいと願うと、いずれ膀胱全摘術に突入させられてしまいます。

がんが筋層まで入っている「筋層浸潤がん」とわかるとショックが大きく、医師が勧めるままに膀胱全摘術を受けやすい。しかし「本物のがん」だった場合、臓器や腹膜にひそんでいる転移が全摘によってほぼ確実に暴れだし、早くに命を落とします。全摘術で人工膀胱になった上、早死にするのは悲しすぎます。一方、「本物」と思われるケースでも、手術を受けずに放置していると、がんが暴れだすことは少ないように感じます。

ですから、膀胱内に腫瘍があるとわかっても、がんかどうかを調べずに放置するのが、一番ラクに安全に長生きできるでしょう。内視鏡的切除を受けて「がん」とわかっても、なにもしないこと。つらい症状、たとえばがんが尿道の入口を塞いで尿が出ない場合は、膀胱内視鏡で切除したり、削ったりします。貧血になるほどの出血も、同様に腫瘍を切除して止血します。血が止まらない場合は「高精度放射線治療」(P.369)を検討してください。

近藤先生の治療方針を実践してみて

●「近藤先生のおかげです」。その10日後、お亡くなりに

近藤理論の正しさを、私は実体験で確認しました。50歳ごろから健康本をよく読むようになり、親族にがん患者が多いので近藤先生の本が目にとまり、「この医師の理論はきっと正しい」と腑に落ちました。病院で「95％膀胱がん。開腹手術を」と強く勧められた時、家の本棚にあった近藤先生の著書『あなたの癌は、がんもどき』『「余命3ヵ月」のウソ』『がん治療の95％は間違い』を読み直して、どうすべきかをよく考え、放置を選びました。

一方で「いつ死ぬかわからない」と思い、趣味の合唱とボウリングに熱中しました。膀胱を切っていたら腹筋が弱り、どちらも無理でした。排尿障害や勃起不全に苦しみ、ストーマ（人工膀胱）になっていたかもしれない。２０２２年８月３日、「近藤誠セカンドオピニオン外来」にメールで、腫瘍は内視鏡下で切除でき、膀胱機能は守られて快適とご報告して、「近藤先生のおかげです」と伝えると、翌日「うれしいご報告ありがとうございます」と、返信が。8月13日にお亡くなりになったので、その前にご報告できて本当に良かったです。

「抗がん剤」では治らない固形がん

前立腺がん（PSA発見）

男性にしかない生殖器「前立腺」の細胞が、無秩序に自己増殖して発生します。ここでは増え続ける「PSA発見」のケースを取り上げます（進行ケースはP.456〜）。

標準治療

採血による「PSA（前立腺特異抗原）」発見がんは、「前立腺の全摘術」「IMRT（強度変調放射線治療。P.58）」、「組織内照射」（放射線を出す「アイソトープ」を金属粒に封じ、前立腺に打ち込む）。症状発見がんはホルモン療法、抗がん剤治療、骨の痛みに放射線治療（P.439）。

Dr.近藤解説

「前立腺がん」は、PSA検査で発見されるケースが非常に多い。無症状で99％無害な「がんもどき」なのに全摘手術をされやすく、「尿漏れからオムツ生活になる」「ED（勃起不全）や射精不能」など、後遺症がひどすぎます。まずは、PSA検査を受けないことです。

採血検査でPSAが4(ng/mℓ)を超えると、針を刺して組織を採る「生検」をされて、25~40%の高率でがんが見つかる。1980年代にこの検査が登場して「早期発見」が激増しました。が、「前立腺がん死」は全く減らず、PSA検査に意味がないのは明らかです。

前立腺の中央には尿道、すぐ上に膀胱、周辺には勃起や射精を司る神経が巻きついています。全摘術をすると、その尿道も神経もブチブチ切られるので「切り離された尿道と膀胱をつなぎ直した箇所がゆるんで失禁」「性機能障害」などが起きるのです。

外来にみえた50代の患者さんも「全摘術のあと性行為ができなくなった。医者から事前説明はなかった」と怒っていましたが、術後ではどうにもなりません。医師たちの報告では「失禁」が10~40%、性機能障害が出て元通りに回復する人が30~50%。でも、僕が外来で聞く話は、「前立腺がんの全摘術をした友人は、みんな後遺症で悩んでいる」「ゴルフ仲間4人が全摘して全員オムツ生活」など。ほぼ全員に後遺症が出ると考えた方がよさそうです。

またPSA発見がんでも、治療を始めるとホルモン療法や抗がん剤治療が勧められやすい。使われる薬物はすべて「劇薬」「毒薬」で命を縮めるので、手を出さないでください。

証言42 前立腺(ぜんりつせん)がん(PSA発見(はっけん))

S・Rさん 80代 男性

重粒子線治療を断り、7年なにごともない

がんを見つけたきっかけ

喫煙しない、酒はワイン1日180㎖、よく歩くなど、人並みに健康に気を配ってきた。

・**2016年4月(77歳)** 70歳を過ぎても、かかりつけの病院で健康診断を受けていた。血液検査で、PSA(前立腺の上皮細胞から分泌されるタンパク)の値が正常範囲の4(ng/㎖)を超えたため、Kがんセンターで生検を受けて、前立腺がんと確定した(判定基準、グリソンスコアが10段階中の7。中等度の悪性度)。

症状・治療の経過

・2016年4月（77歳）以来現在までホルモン療法（ゾラデックス、カソデックス）継続。
・2019年6月3日（80歳）近藤先生に、重粒子線治療についてご相談。

Kがんセンターの医師が言った「重粒子線治療は、5％程度、『放射線漏れ』の後遺症が懸念される」という言葉が気になっていた。がんを狙い撃ちするはずが少しでもずれると、強力な放射線だから、血尿や排尿障害などの後遺症が出やすいという。近藤先生からも、「重粒子線治療はどういう副作用がどの程度出るか、まだわかっていない」と伺って予約をキャンセルし、以降はホルモン療法だけを続けている。

前立腺がんの症状には「尿が出にくい、尿漏れ、尿に血が混じる、下腹部の違和感」などがあるようだが、私はなにも出ていない。ひとり暮らしなので、午後になるとチビチビ晩酌している。卵や肉などの栄養良好なつまみをよく食べるようにしている、自分のがんに「うまくやろうや」と話しかけながら、元気に暮らしている。

近藤先生への相談内容

1　この3年、ホルモン療法で、がんの活動を抑えてきました。先日、がん告知以来3年ぶりにCT、MRI、骨シンチグラフィ（骨に取り込まれるリン酸化合物を利用して、全身の骨の様子を特殊なカメラで撮り、がんの骨転移、微小骨折などの有無を詳しく調べる検査）による2度目の精密検査を受けて、転移なしでした。このままホルモン療法だけ続けて、あとは全く治療をしなかったら、どうなることが考えられますか。

2　担当医にIMRT（強度変調放射線治療。P.58）を勧められていましたが、重粒子線治療のことを知ってよさそうだと思い、来月、初回診療の予定です。受けて大丈夫でしょうか？

3　がんのエネルギー源はブドウ糖と信じて、糖質制限をしています。先生のお考えは？

『患者よ、がんと闘うな』以来、慶應大学病院時代から異色のドクターとして注目して「ノーベル医学賞の筆頭にノミネートしたい」と思っていました。重粒子線治療の予約を入れたあと、後遺症のことが不安になってきて、近藤先生のご意見を伺おうと思いました。

Dr.近藤回答＋解説

●ＰＳＡ発見の前立腺がんに、ホルモン療法はムダで危険

1　ホルモン療法は不要です。ＰＳＡ発見の前立腺がんは99％無害なのに、ホルモン療法の薬はいずれも「劇薬」指定。毒性が強く、寿命を縮めます。なにもしない方がいい。

2　重粒子線は、細胞の殺傷効果が通常の放射線の何倍もあり、強力すぎて将来なにが起きるかわからないこわさがあります。まだ「実験段階」なのです。「重粒子線治療を受けたら口が数㎜しか開かなくなり、流動食しか食べられない」という、口腔(こうくう)がん（口の中のがん）患者さんの嘆きも聞きました。予約は断った方がいいです。

3　糖質はがんのエサだからと、断糖などを勧める医者がいますが、それを守ると普通はどんどんやせていきます。それは、がんか否かを問わず「正常細胞が弱っていく」ということなので、早死にします。やせる＝栄養不足になると免疫系が弱って、体の（がんに対する）抵抗力が失われ、がん細胞が暴れだすこともある。食事療法に励む患者さんほど早死にしやすいことに、僕は自信をもっています（拙著『医者の大罪』参照）。

ＰＳＡ発見の前立腺がん患者も、日本全体では3割程度がホルモン療法を受けているようです。健診でＰＳＡ高値から前立腺がんが見つかると、通常は手術や放射線治療を行います。しかし、①患者が治療を拒むケースや、②手術や放射線は年齢や体力から無理と判断した場合には、男性ホルモン分泌の抑制薬（リュープリンなど）が提案されます。

最近はひどい後遺症が知られてきたせいか、ＰＳＡ発見ケースでは治療をためらう人が増えています。すると医師がよく「がん監視療法」を提案します。しばらく無治療で様子を見ようと。これは患者さんを治療に追いこむためのワナでもあるので、気をつけてください。

僕が提唱する放置療法では、自覚症状のない前立腺がんに治療は提案しません。しかし、監視療法では定期的にＰＳＡ検査をして、値が「10」を超えると、「そろそろ治療が必要」と、手術か放射線治療に誘導します。ＰＳＡは普通、だんだん上がっていくので、医師側は「いつかは治療に落とし込める」と待ち構えているのです。患者さんは、年に何度も医師と会ううちすっかり従順になり、ＰＳＡ値の上昇にも驚いて治療に同意してしまうのです。

ホルモン療法の項（P.454）で、詳しく解説しています。

近藤先生の治療方針を実践してみて

●コロナ渦中、岡江久美子さんの急逝について一問一答

重粒子線治療は、先生のご意見を聞いて中止しましたが、ホルモン療法はＰＳＡの値が明らかに下がったので、その後も自己判断で、今に至るまで続けています。

ご相談から10ヵ月後のコロナ禍中に、近藤先生とメールでやりとりをしました。

「おかげさまで重粒子線治療をやめて、元気です。今日は岡江久美子さんが急死しました。乳がんの放射線治療で免疫力が低下したのでは？　私も、次の前立腺がんの定期検診は電話でと思っています。この時期は特に病院には近づかないこと！　と考えています」

「通院しないのは大賛成です。80代は、前立腺がんよりコロナの方が、何十倍も死亡率が高いので。岡江さんの死と放射線治療は無関係でしょう。乳房に照射しても、免疫力は全く落ちませんから。彼女が喫煙や抗がん剤治療をされていたら、その影響は考えられます」

「早々のレスポンスありがとうございます。自分の治療指針にも役立ちました」。

岡江さんについても、貴重なご意見を伺い感謝。ますますご活躍いただきたかったです。

証言43

前立腺（ぜんりつせん）がん（PSA発見（はっけん））

A・Kさん　60代　男性

検査するから脅されて、治療に追い込まれることを知る

がんを見つけたきっかけ

役所の「農業改良普及員」やトンガの農業指導をしつつ40年間、週3日3㎞走ってきた。

・**2016年10月（63歳）**　年1回の健診で「PSA値が4・94（基準値4ng／mℓ）で高め」と言われ、泌尿器専門病院を経て、N病院を紹介された。

・**2017年4月（64歳）**　N日赤でMRI検査、経会陰式前立腺生検（肛門と陰嚢（いんのう）の間から前立腺に針を刺して、組織を採取）、膀胱尿道検査で「前立腺がん。全摘術を勧める」と言われた。

症状・治療の経過

放置して6年元気だが、ＰＳＡが上がったり、赤い尿が出たので近藤先生に3回ご相談。

・2017年5月6日（64歳） 近藤先生にご相談し、放置することに決めた。Ｎ日赤では「ＰＳＡ6・79。グリソンスコア8（2〜10の、悪性度の指標。8以上は高悪性度）。Ｔ2ｂ（がんが前立腺内にとどまる）。全摘術を勧める。ＣＴ検査が残っているから予約を」と言われていた。

・2020年10月8日（67歳） 2回目のご相談。3年半ぶりに血液検査をしたらＰＳＡが27・9だったと伝えると、無症状なのに検査した理由を厳しく問われた。「農業技術者なので、自分の体の数値の変化も確かめたかった」と答えると、「体のことで数字をあてにするのは問題。検査するから脅されて、治療に引きずり込まれるんです」と言って、著書『眠っているがんを起こしてはいけない。』をくださった。引き続き放置。

・2022年6月2日（69歳） 3回目のご相談。なにもせず元気だったが、たまに赤い尿が出ていた。ほかに症状がないなら心配なく、前立腺がんとは無関係、と伺って不安が消えた。その後も赤い尿はたまに出るが、気にせず放置を続けて体調は良好。

近藤先生への相談内容

1　定期健診のPSA検査をきっかけに前立腺がんと診断され、全摘術を前提にしたCT検査を勧められています。健診、生検、がんの診断、手術とエスカレーターのような展開に不安を覚え、近藤先生の「がんと闘うな」という言葉を思い出して、すぐに参りました。

2　ご助言通りその後は医者に近づかず、無事です。ただ、診療所での3年半ぶりの血液検査でPSAが27・9に上昇していて、紹介先のN医科大学病院で「これはまずいかな。生検を受けたN日赤病院で診察を受けてください」と言われたので、相談に伺いました。

3　前回以来、今度こそ検査もいっさい受けず、かかりつけ医にも行かず、元気に過ごしていますが、半年前から毎月3日間ほど、赤い尿が出るので気になって伺いました。

4　知り合いに「免疫力を高める」と言われたお茶を飲んでいます。続けて大丈夫ですか。

がんと診断される前から、兄弟の勧めで近藤先生の著書を読んでいました。がんの中に「もどき」があるという考えには「なるほど！」、がん治療の危険性にはゾッとしました。

Dr.近藤回答＋解説

●体にひそむ「潜在がん」が60代で50％、80代では87％

1　ＰＳＡ発見がんは99％以上、人を殺さず無害です。また万一、本物だったら治療しても治りません。「早期発見」と言っても、検査で見つけられるのは、がんが最低１㎝近くまで育った段階。一方、転移は、がんが１㎜以下の時に発生しています（P.４０８）。従って全摘しても全く無意味なのに、とにかく後遺症がひどい。基本、前立腺を、骨盤内リンパ節ごとすべて取り出すのですから。前立腺の中を通る尿道を切り離したあと、膀胱とつなぎ直すからオムツ生活を招くし、性機能障害も起きます。

ＰＳＡが３ケタになっても、無症状なら放置。これが一番安全に長生きできる。ＣＴ検査は電話で断って、もう病院には行かないのが身のためです。

2　引き続き放置で問題ない。患者を数字で脅して手術に引きずり込むのが、がん医者の手口。本当にとんでもないやつらです。症状もないのに検査を受けるのは、やめなさい。

3　たまに血尿が出る原因は腎関係が多く、前立腺がんとは関係ありません。また、痛みや

4 「尿が出にくい」などの症状が出ない限り、その程度の出血は気にしなくて大丈夫。免疫力という言葉は医学用語にないし、免疫が本当に活性化したら「免疫暴走」が起きて死ぬ人もいる。お茶でもサプリでも、医学的効能を言われてお金を取られたら詐欺です。

日本ではＰＳＡ検診の普及によって、平成の30年間で前立腺がんがそれ以前の8倍増。年間４～５万人も発見されるようになりました。しかし、それほど「早期発見」が増えても、前立腺がんで死ぬ人の数は１９７０年代から半世紀、横ばい～微増で減らない。アメリカでは１万人以上の前立腺がん患者を追跡調査して、政府機関が「ＰＳＡ検査は無意味」と中止勧告しています。

ＰＳＡ発見がんはほぼ「潜在がん」と考えられます。ご遺体を解剖すると見つかる、症状を引き起こさずにひそんでいる、無害ながん。甲状腺がんも多いのですが、最も多いのが前立腺がんで、60代で50%、80代では87%にも上ります（Eur Urol 2005;48:739）。

検査さえ受けなければ、気づくこともなく平穏に人生を終えられたのに、発見してしまったために、治療で大変なことになるのです。

近藤先生の治療方針を実践してみて

●標準治療の洗脳が解けて、本当によかった

2016年の生検だけでも、針を刺された会陰部は1日中ズキズキ痛みました。さらに手術して生活の質が変わるのはイヤで、今まで通り過ごせること自体が安心につながりました。

私の仕事仲間で前立腺がんと診断された3人はみんな、全摘術を受けました。揃って1ヵ月は動くのが大変で農作業ができず、その後も「オムツがなかなかとれない」などとボヤきつつ、「しかたない」と思っているようです。私は近藤先生の著書も10冊以上読み、標準治療の洗脳が解けて、がん治療に対する考え方を180度変えられて、本当によかった。

がん患者は常に不安ですが、私は近藤先生にお会いするたび心身に対応したアドバイスと著書をいただいて、「不安はある。でも、今は問題ないんだから忘れよう」と思えるようになりました。先生はいつも、白い紙にペンで手書きしながら、ていねいに説明してくださった。紙に書いて手渡された心得「①忘れる、②検査を受けない、③医者に近づかない」を、今もよく思い出します。助言が常に的確だったことに、改めて感謝しています。

「抗がん剤」では治らない固形がん

原発不明がん

転移がんであることが明らかな病巣があるのに、検査で初発病巣が見つからない。「原発不明がん」で最も多い、頸部リンパ節への転移の場合で説明します。

標準治療

〈手術〉 まず転移リンパ節がある側のリンパ節を、ごっそり取る（「頸部リンパ節郭清」）。

〈放射線治療〉 次に放射線治療。リンパ節郭清後の頸部領域に、広く照射されるのが普通。

〈化学放射線療法〉 放射線治療と同時に、ほとんどの場合、抗がん剤を投与する。

Dr.近藤解説

首にリンパ節転移があるケースが多いのは、本人が触るだけでシコリに気づくためでしょう。胸やお腹の中だとリンパ節転移があっても症状が出にくく、なかなか気づきません。

頸部リンパ節転移の「組織検査」で、特殊なウイルスの痕跡が見つかると「中咽頭がん」

（P.152）や、鼻の奥の「上咽頭」に発したがんであることが、ほぼ確実になります。
「頸部リンパ節郭清」は、首すじにある筋肉や神経まで切除する大手術なので、術後に運動障害や神経マヒなどの後遺症が出て苦しみます。

リンパ節転移の個数が多く、腫れが強いほど、郭清の必要性が高いように感じます。が、その場合、臓器転移がひそんでいる可能性も高いため郭清でがんが暴れやすい。結果、郭清で目に見える転移病巣は取り去ったものの早々に亡くなりやすい、という悲劇が生じます。

また化学放射線療法は、口内乾燥、唾液分泌の減少、嚥下障害などの後遺症が出やすく、生活の質（QOL）が悪くなる。元放射線治療医の僕からすると、患者さんに勧めたくないし、自分でも決して受けたくない治療法です。

それに対して治療をしない場合、昔話の「こぶとりじいさん」のように頸部が腫れてくる可能性があります。しかし、こぶとりじいさんが元気だったように、リンパ節に大きながんがあっても死ぬわけでもないし、腫れている以外には、生活の質を下げる要素がありません。がんを暴れさせないために、「治療を受けない」という選択肢も検討すべきです。

証言44

原発不明がん

Y・Kさん　50代　女性

近所の内科医が「放置でいい」と、近藤先生を教えてくれた

がんを見つけたきっかけ

・**2014年（50歳）**　50代になって昼は仕事、夜は子どもたちの塾の送り迎えで23時帰宅。休日も子どもの部活をサポートし、父が肝臓がんで逝き、疲労困憊で不眠症になった。

・**2020年（56歳）**　食欲はあるのに体重が減ってきて、身長162cmで44kgまでやせた。

・**12月**　リンパの流れをよくしようと、左の脇の下を自分でマッサージしているときに、コリコリした小さなシコリを見つけて「なんだろう？」と思った。

症状・治療の経過

・**2020年12月（56歳）** 脇の下に見つけたシコリを近くの内科・外科クリニックで診てもらうと「大きい病院で精密検査をした方がいい」と、Q大学病院への紹介状を渡された。

・**12月** Q大学病院で血液検査、エコー（超音波）、マンモグラフィ、造影剤MRI、PET検査、細胞診、胃カメラ検査をして、年末に結果が出た。診断は「左脇の下のリンパ節に、2㎝のシコリ。原発不明の腺がん（体の内外の表面を覆う上皮組織にできるがん）」。Q大学病院の担当医が「おそらく乳がん。シコリを取って種類（組織型）を調べると、原発巣がわかる。乳房も一緒に切除すれば手術が1回ですみます」。シコリもない乳房を一緒に切除?!と驚き「治療はしません」。当面エコー検査で様子を見ることになった。

・**2021年2月6日（57歳）** 近藤先生にご相談。近所の内科医が「個人的には放置でいいと思う」と、近藤先生の外来を教えてくれた。その後、治療はしていない。

・**2023年1月** シコリは2年間で2㎝から5㎝になったが、まだ動いている（切除できる）ので、様子を見ながら放置中。体調はいい。

近藤先生への相談内容

1　Q大学病院では「シコリの切除か、シコリと乳房の切除を」。近所のM内科の先生は「僕はがん専門医ではないけど、放置でいいのでは」。私にとって病院は「なにをされるかわからない、こわいところ」なので、なるべく治療したくないと思っています。

2　がんを放置する場合、日常生活で気をつけることは？

3　手足の「冷え」と不眠に悩んでいます。よい改善策はありますか？

Q大学病院の「シコリのない乳房も一緒に切除する」案には驚き、「体を切りたくない」思いが強くなりました。エコーで様子を見て半年後の2021年6月、「そろそろマンモグラフィを」と勧められたので断ると「ではもう来なくていいです。1～2年で腕がパンパンに腫れますよ」。そのあと「時間をおいたら、いい話が聞けるかもしれませんね」と言われました。イヤミだったのか、がんが消えることもあるという意味だったのか、今もナゾです。

腕は腫れてないけどシコリが5㎝になったので、近藤先生にまたご相談したかったです。

Dr.近藤回答+解説

●脇の下のシコリが動いているうちは、切らなくていい

1 もし将来、シコリに根が生えたように動かなくなりかけたら取りなさい。それまでは放置で大丈夫です。がんのシコリがどうなるかは、人によっていろんなパターンがある。がんの成長が止まる人や、消える人もいれば、どんどん大きくなる人もいます。乳がんの場合、皮膚を破って花咲きがんになったり、30cm以上になった人も、僕はいっぱい診てきた。でも、がんが大きくなっただけでは、人は死なない。肺や肝臓、脳などの重要臓器にがんが転移して大きくなって、生命活動を止めた時に、命を落とすんです。今はがんで死ぬより、手術の合併症・後遺症や抗がん剤の毒性、それから栄養不足で死ぬ人の方が多いから、気をつけてくださいね。

2 あなたはやせすぎだからまずは太って、正常細胞を丈夫にして、がんへの抵抗力をつけてください。卵と牛乳は手軽な完全栄養食品で、お勧めです。ハンバーグやピザも、甘いものも、どんどん食べていいですよ。

3　体が冷えるのは血行不良だから、体をよく動かすといいね。スクワットを習慣にしたり、1日20分ぐらいは日光を浴びて歩いたり。すると、夜もよく眠れるようになりますよ。

日々、外来にみえた患者さんから聞く、がん医者たちの暴言には驚きます。
「ほっとくと余命3ヵ月。全身痛くなって死にますよ」「1日も早く手術しないと、どうなっても知りませんよ」「あなた子宮必要ないでしょ。ザックリ切ったら、さっぱりするわよ」「抗がん剤やめるなら、もうここには来るな」「治療しないなら墓を建てておきなさい」……。

そんな恫喝を受けたら「データを見せてください」「それはハラスメントです」と、きちんと抗議してください。威勢のいい50代の女性患者さんから「医者は、患者が弱そうだと強く出るんです。私は、百倍言い返してやると思ってるから、1回もひどいこと言われたことないです」。確かに、気弱そう、従順そうな患者さんは、ターゲットになりやすいです。

がん治療のほとんどは、「こんなはずでは」と思ったときには後遺症や副作用で、体がボロボロです。失った臓器も戻ってきません。そして、なにがおきてもほぼ「自己責任」。

何度でも言います。耐え難い苦痛がないなら、うかつにがんの治療を始めないことです。

近藤先生の治療方針を実践してみて

●義母は抗がん剤で早死に。父は無治療で平穏死。近藤先生の言葉どおり！

私の夫の母は２０２２年5月にすい臓がんが見つかり、担当医は「こんな小さい初期のが見つかるのは珍しい。絶対治します」と、抗がん剤治療を始めました。元気だった義母は、髪が全部抜け落ち、どんどんやせ衰えて11月に他界しました。診断から、たった半年で。

一方、私の父は80代半ばまで庭仕事などをしていたのに外に出なくなり、数ヵ月後に検査したら肝臓がん末期でした。無治療のまま、亡くなる1ヵ月半前まで自宅で身の回りのことは自分でやって、病院で穏やかに逝きました。父はいい死に方をしたと思っています。

義母と父の最期の日々は、近藤先生の「がんを早く見つけて早く治療すると早死にしやすい」「がんの9割は、治療しない方がラクに安全に長生きできる」という言葉どおりでした。

近藤先生は、あったかい感じだったのでホッとしました。「よく食べて太りなさい」と言われたので食事は変えず、お酒を「缶ビール（３５０mℓ）1日2本」から「週1で焼酎１５０mℓ」にしたら、2年前より体調良好。体があまり冷えなくなり、安眠できて、感謝です。

「抗がん剤」では治らない固形がん

メラノーマ（悪性黒色腫）

メラニンという黒い色素をつくる皮膚細胞ががん化したもので、皮膚にできるのが圧倒的多数。腫瘍の色が黒いのが特徴です。日本人は、足の裏にできやすい。

標準治療

〈切除手術〉 腫瘍周りに1cm～の正常組織をつけて切除。皮膚移植が必要になりやすい。
〈放射線治療〉 臓器転移や再発病巣に、実施されることがある。
〈免疫チェックポイント阻害剤〉 転移・再発ケースにオプジーボなどが使われている。

Dr.近藤解説

白人にはメラノーマが多く、恐怖感が強い。それが日本人にも波及して、「ほくろ」を気にする人が増えました。でも、早期発見を心がけても、「がんもどき」が見つかるだけです。米国では近年、メラノーマの発見数が急増しましたが、死亡数は増加していません。これは発見数が増えた分がほぼ「がんもどき」であることを示します。日本でも同じ傾向です。

メラノーマと診断されると全員に手術が実施されますが、それが「もどき」なら手術は不要だし、もし「本物」だったら、ひそんでいる転移があるため治りません。それどころか「本物」だった場合、手術の刺激で休眠がん細胞が目をさまして暴れだし、早死にすることにもなります（ほくろタイプのメラノーマを切除したら、術後1ヵ月で転移が見られたケースが、ビフォーアフターの写真付きで報告されている：Dermatol Surg 2003;29:664）。

抗がん剤治療には延命効果はなく、正式に「毒薬」に指定されているのですから、縮命効果があります。近年はオプジーボ、キイトルーダなどの免疫チェックポイント阻害剤がよく使われていますが、生存率は、抗がん剤治療と同じであることを前述しました（P.54）。

放射線治療は縮小効果は少ないと考えられていますが、縮小するケースもあります。僕は、食道に初発したメラノーマが、放射線治療によって消失したケースを経験しました（しかしすぐに、臓器転移が出現してしまった）。転移がひそんでいたら手術と同じく、放射線治療でも治りません。ただ苦痛をやわらげるなど、緩和的な放射線治療を検討する意味はあるでしょう。

証言45 T・Aさん 50代 女性

メラノーマ（悪性黒色腫）

「右目とまぶたをくり抜かないと5年の命」。温存して8年元気

がんを見つけたきっかけ

幼い頃から肉が嫌いで貧血ぎみ。アレルギー性の鼻炎と結膜炎には成人後も悩まされた。

・**1994年（26歳）** コンタクトレンズを付けようと、鏡を見ながら右目の下まぶたを下げた時、奥に黒い米粒大のふくらみを発見。近所の眼科の紹介で都立病院を受診し、「大きくならなければホクロのようなもの」と言われて「なんだホクロか」と通院をサボりがちに。

・**2000年（32歳）** 長女を出産した半年後、右目の下まぶたに異変を感じた。

症状・治療の経過

・２０００年（32歳）　下まぶたの「ホクロ」が大きくなっていて、あわてて都立病院へ。するとがんセンターを紹介され、受診すると「すぐに粘膜を切除し、組織の検査をします。がんかもしれません。転移の可能性も」。生まれて間もないわが子を抱きしめて、泣いた。腫瘍の切除手術の結果は「良性」。以後約3年おきに、切除と良性診断を繰り返した。

・２０１３年秋（45歳）　腫瘍がまた大きくなり「切除と再増大の繰り返しで、結膜がなくなってしまう」と思って数ヵ月、手術を拒んだら腫瘍はどんどん増大。担当医は「このままでは最悪、がんになって目を摘出することになる。腫瘍の切除しか方法がありません」。

・２０１４～15年（45～46歳）　腫瘍を再切除。「悪性の病変」が見つかり、「右の眼球とまぶたを全摘しないと5年の命」と言われた。全摘は拒否。インターフェロン（細胞増殖の抑制にも働くたんぱく質）の注射や点眼薬での治療法を2つの病院で試したが、結果的に悪化。

・２０１６年４月10日（47歳）　近藤先生にご相談。その後、腫瘍が大きくなったので部分切除して5年元気。ただ２０２２年12月現在、また小さい腫瘍がいくつか出てきている。

近藤先生への相談内容

1　最初は良性と言われました。腫瘍を切除しても何度も再発したということは、もとから悪性の要素があったのでしょうか。目以外に転移する可能性があるそうです。

2　右目を摘出しないと5年の命、とも言われています。あり得ますか？

3　何回も部分切除してきて、もうやりたくない。でも、やらない決断もつきません。

4　生活面で、気をつけた方がいいことがありますか

ご相談後、腫瘍が増大して出血するようになり、「手術しないと逆に目を失うのでは」という不安から、大きい腫瘍は部分切除しました。小さい腫瘍の方は、がんセンターの先生が、液体窒素で凍傷をおこさせて破壊する「冷凍凝固」法も使って取ってくださいました。近藤先生のお考えをご存じで、切除以外の方法も試してくださったのかもしれません。

近藤先生にも、私の希望を受け入れて見放すことなく今も治療を続けてくださっている、がんセンターの先生にも、本当に感謝しています。

Dr.近藤回答＋解説

●右目を摘出すると、むしろ転移するリスクが高まる

1　そうですね。最初から悪性だった可能性はあります。

2　右目の摘出は、しない方がいいですよ。もしも「本物のがん」だったら、取るとがん細胞が傷口から血液に乗って体を巡って、むしろ全身に転移してしまうリスクがあります。

3　ほくろタイプのメラノーマの切除手術をして、1ヵ月で転移が出たケースが報告されています。腫瘍はもう、なるべく取らない方がいい。患部を焼く「レーザー蒸散術」が、可能かもしれません。僕はその方面は詳しくないから、実績のあるSクリニックに紹介状を書きましょう。相談してみてください。

4　あなたは163cmで52kg。BMI19・6（体格指数。体重kg÷［身長mの2乗］で算出。25以上が肥満）。体重がないと体の抵抗力が落ちるから、少し体重を増やすようにしてください。食事療法はたいていやせてしまうから、玄米菜食とか糖質制限とか、やらないように気をつけて。がん患者さんの8割は、がんではなく栄養失調で死を早めています。

メラノーマの薬物治療には、抗がん剤に変わり「免疫チェックポイント阻害剤」がよく使われていますが、危険です。延命効果はなく、毒性が激烈。代表的なオプジーボは「臓器転移があるメラノーマ」に対し、まっ先に承認されました。比較試験の結果、抗がん剤より生存成績が明らかに良かったから。ところが、別の医師グループが同様の比較試験を行ったら、オプジーボと抗がん剤の生存期間のグラフは、ほぼピッタリ重なりました。

案の定、成績良好の試験では追跡調査を怠り、見かけの生存成績を上げていました。転移したメラノーマはタチが悪い。被験者のほとんどが数年以内に、多くは自宅やホスピスで亡くなります。試験担当医が確かめないと、①最後に担当医を訪れた時に生きていた、②その後も死んではいない、となる。追跡を手抜きするほど「生存成績が良好になる」わけです。

大学病院でメラノーマの手術を受けた方から、興味深い話を聞きました。初回治療の時、担当医は「オプジーボという特効薬ができた」「転移の際はぜひ使いましょう」。ところが数年後に転移が出ると、オプジーボを勧めなかった。この間に何人にも使って、肺不全、肝機能障害、脳炎などの副作用の深刻さ、効果の低さを実感したのでしょう、お気をつけて。

近藤先生の治療方針を実践してみて

●切除以外の方法もあると知り、前向きになれた

私は「目を奪われまい」と必死でした。「手術は右目をくり抜き、ぽっかり空いたくぼみに人工まぶた付きの義眼を嵌める」と聞いて、とても受け入れられなくて。でも不安で。近藤先生にお会いして、覚悟が決まりました。まず「大変だね」と、いたわってくださいました。「目とまぶたを取ると逆に転移を招く」「切除以外の方法もある」など多くの気づきをいただきました。最期に「がんばって」と、握手してくださったのもうれしかったです。「がんで死にそう、死にそう」と思いつめながら、自転車で爆走していた時のこと。「これは、交通事故で即死もありえるな」と思ったら、笑えてきました。

余命なんて誰にもわからない。だったら人からバカらしいと思われようと、自分にとって価値あることをなんでもやろう。好きなものを食べたり、行きたいところに行ったり、「今日の小さな幸せ」を実践するんだと決意。「とにかく今日は、やりたいことができた。ま、いっか」と思えると気が晴れますよ。こんなに前向きになれたのも、近藤先生のおかげです。

治療後に、ほかの臓器にひそんでいたがんが現れる

再発・転移

「再発」「転移」はどんな臓器にも生じる可能性がありますが、なかでも「転移」が現れる頻度が高く、対処法が問題になる臓器転移について説明します。

がんが再び現れる「再発」。治療前からひそむ「転移」

●医者が「すべて取った」「消えた」と言ったのに再び現れる理由

ここでは、胃がん、肺がんなどかたまりを作る「固形がん」の再発・転移を解説します。

「再発」は手術、抗がん剤、放射線などの治療が成功したように見えても、再び現れること。医師が言う「すべて取った」「消えた」は、〝目に見えるがんは〟という意味で、目に見えない小さながんが増殖して再び現れることは珍しくありません。「転移」はがんが最初に生まれた部位から血液やリンパ液の流れに乗って、1㎜以下の時から別の臓器や器官に移動し、増殖すること。治療開始のずっと前から別の臓器にひそんでいたものが現れます。

転移には「リンパ節転移」と「臓器転移」があり、正確に言えば「臓器転移は、術後に臓

器転移の形で現れた再発」です。どんな臓器にも「再発」「転移」は生じる可能性がありますが、心臓、胃、大腸、子宮などへの転移はごく少ない。ここでは頻度が高く、放っておくと重大な影響があるなど、対処法が問題になる臓器転移を取り上げます。

なお血液がんは、もともと血液の流れに乗って全身をぐるぐる回っているので「治療後に再発した」とは言いますが「治療後に転移した」とは言いません。血液がんが再発した場合、もし治療するなら抗がん剤になります。

また、治療した臓器に新たに現れるがんも「再発」と呼ばれ、①初回治療のあと生き残ったがん細胞が増大、②別の新たながん細胞が発生して増殖、のケースがあります。たとえば

・「乳がん」が最初に発生した方でなく、反対側の乳房に新たに生じたがん病巣。
・「胃がん」や「大腸がん」の治療後、初発病巣から離れたところに生じたがん病巣。
・「肝臓がん」で肝臓内に次々と出てくる新病巣は、ほとんどが新たながん病巣、など。

リンパ節転移には、初発病巣に近い①領域リンパ節転移と、初発病巣から離れた場所への②遠隔リンパ節転移があります。

固形がんは原則として、臓器転移を治す治療法がない

●こまめな「定期検査」をしても、生存率は変わらない

初発病巣からずっと離れた場所、たとえば大腸がんから首のリンパ節への転移などの、「遠隔リンパ節転移」の場合、ほぼ全例に臓器転移がひそんでいます。ただリンパ節転移は初発病巣から近くても遠くても、それだけなら命にかかわることはまれです。

がんの死因の8割以上が「他臓器への転移」とされていますが、今日、がん自体が原因で亡くなる患者さんは少数派です。実際は、手術の後遺症や合併症、抗がん剤の毒性などで亡くなる「治療死」。あるいは治療によって生きる力が吸い取られ、治療後も体力や体調が戻らなかった「衰弱死」や、「栄養失調死」を迎えるケースがほとんどです。転移を治療したせいで、逆に早死にする患者さんが無数におられるのです。

延命効果が認められる治療法では、血液がんの再発が「高用量の化学療法+骨髄移植」で、まれに治ります。ただし副作用で死ぬ率が10％以上。担当医とよく相談してください。

臓器転移は増大しやすいので、こまめに検査をすればするほど、転移が早めに数多く見つかります。でも、固形がんでは原則として、臓器転移を治す治療法がありません。

かつて、乳がんや大腸がんの術後の患者たちを①ほとんど定期検査をしない、②こまめに検査する、グループに分けて追跡する「比較試験」がいくつも実施されましたが、どの試験結果を見ても、「検査をしてもしなくても生存期間は同じ」でした。

僕は慶應大学病院時代の1980年代にそれを知り、治療が終わった患者さんには「定期的な診察や検査は無意味だから、なにか異常を感じたらいらっしゃい」と伝えていました。それでも診察を希望される場合は半年~1年に一度、原則として検査なしで診ていました。でも患者さんたちは、満足されているようでした。

一般の医師も、検査は無意味と知っているのに盛んに定期検査を勧めるのは営利目的です。腫瘍マーカーは採血だけで数千円、少し数値が上がればCTにPETにMRI、内視鏡検査…と、病院がうるおいますから。しかし、腫瘍マーカーに一喜一憂すると抗がん剤治療に追い込まれやすく、CT検査は発がんを誘発します。気をつけてください。

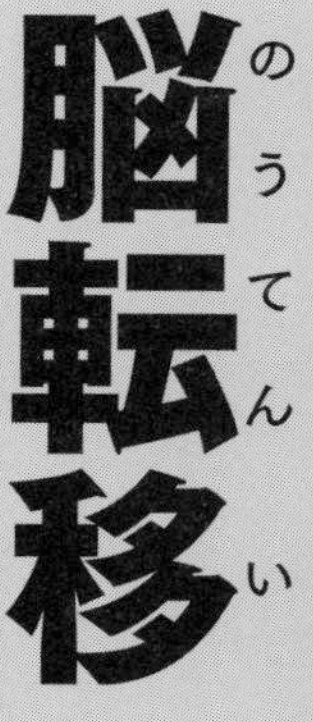

すべての固形がんに、脳への転移の可能性があります。特に肺がんの脳転移が多く、転移した部位によって症状が異なります。脳転移は次々と出やすいです。

標準治療

脳転移は普通、複数個あり、手術は難しい。脳圧降下薬、放射線治療（転移の個数が少なければピンポイント照射、多ければ全脳照射）、抗がん剤治療（がんの縮小効果が低く、副作用が強い）、分子標的薬（一部のがん種で、抗がん剤治療と併せて実施）などが、症状に応じて行われる。

Dr.近藤解説

つらい自覚症状があったら、治療を受ければ改善することが多いです。ただ重要な機能を司る脳には、ムダな細胞はひとつもないはずなので、手術や放射線で脳細胞がダメージを受けて、かえって症状が悪化することもあります。担当医との率直な相談が必要でしょう。

また脳転移は、自覚症状がない場合、様子を見ていると長く増大しないケースもあります。しかし検査で見つかれば、無症状でも放射線治療などをさせられ、神経障害が生じることもあります。自覚症状がないうちは、定期的な脳検査（ＭＲＩなど）を受けないことです。

放射線治療をするなら、転移個数が多くて治療が必要なら「全脳照射」でしょう。しかし髪の毛が全部抜けるし、最近多い１回３グレイ×10回＝計30グレイ方式は、治療後にボケる可能性が高い。１回線量を下げて、２グレイ×15回にした方が安全だと、僕は思います。

脳転移はポツリ、ポツリと再発を繰り返しやすい。手術は普通、避けるべきですが、大腸がんや乳がんなどで①初発病巣の治療から時間がたち、②転移病巣が１個だけに見えて、③手術による後遺症が生じにくい部位、の場合は、手術の方が優れているかもしれません。ただ、脳外科医も腕前の差が大きいので、どの病院で手術を受けるかは難問です。

抗がん剤は固形がんの常として、無意味・有害です。しかし主治医に押し切られやすい。その場合、放射線を照射したあと抗がん剤を投与すると、脳細胞がダメージを負いやすく（P.１４２）、ボケる可能性が飛躍的に高まることを覚えておきましょう。

証言46　腎細胞（じんさいぼう）がんからの脳転移（のうてんい）

M・Tさん　50代　男性

2010年に母、22年に自分もガンマナイフ治療

がんを見つけたきっかけ

・2018年3月（47歳）　うつ病と適応障害で休職。勤務先のイジメ、ひとり暮らしで要介護5の父の世話に追われるなど、心労が多かった。食事は常に、スーパーの半額弁当。

・〈腎細胞がん〉2020年12月24日（50歳）　胸の激痛で救急搬送。腎細胞がんと診断。

・〈脳転移〉2022年7月14日（51歳）　突然「キーボードをうまく打てない」などの症状が出て、脳神経クリニックのMRI検査で脳に腫瘍が見つかった。

症状・治療の経過

・〈腎細胞がん〉２０２０年12月24日（50歳） 担当医の説明は「心筋梗塞の兆候はなく、胸の激痛の原因は不明。右腎細胞がん。大きさ８㎝。肺転移の疑いもある」「28日から一泊入院で針生検をして、確定診断。その後、薬で目に見えない転移を叩いてから、腎臓の摘出手術をします。早期発見でまだ若いから大丈夫、治りますよ」。

・２０２１年１月４日（50歳） 帰り道、書店で『がん・部位別治療事典』（講談社）を購入して拝読。針生検を断った。近藤先生にご相談。放置を決め、以後、症状はなし。

・〈脳転移〉２０２２年７月14日（51歳） 元気だったのに、スマホ操作や計算ができなくなった。骨か目の異常だと思い、19日に整骨院と眼科を受診したが、原因がわからなかった。

・７月22日 脳神経クリニックでＭＲＩ検査。「すぐＹ共済病院へ」。検査データを持参すると、脳外科医は「脳転移です。ピンポイント照射できるガンマナイフで治療します」。

・７月28日 脳転移のガンマナイフ治療について、近藤先生に再び相談。

・８月３日～５日 入院して、ガンマナイフ単独治療。抗がん剤治療は断った。

近藤先生への相談内容

1　2021年1月4日（50歳）著書を拝読し、生検を断ってご相談に参りました。

2　担当医は「オプジーボとヤーボイ（共に免疫チェックポイント阻害剤。P.52）を12週間投薬し、がんを小さくして転移を叩いてから手術を」と勧めますが、気が進みません。

3　2022年7月28日（51歳）昨年ご相談した腎細胞がんについて、今わかることは？

4　私の脳の腫瘍は、グリオブラストーマ（膠芽腫。P.136）の可能性がありますか？

5　ガンマナイフで治療すれば、再びキーボードを打てるようになりますか？

2002年に『患者よ、がんと闘うな』を読んで以来、記述の内容を信頼しています。2010年、母親が脳腫瘍になり、摘出手術を勧められた。近藤先生の本を読み込み、「手術をできる限り避ける治療経路」があることを知って、ガンマナイフで治療を受けさせました。母はいったん回復して、2014年に逝去しました。

一貫してがんに関しては、近藤先生の著作を自分の考え方の中心に据えています。

Dr.近藤回答＋解説

●脳腫瘍の治療は、医者の技術によってもその後が変わる

1 それはよかった。腎がんの針生検は、針の通り道にがん細胞がばらまかれて増殖しやすい。それで「腎臓は2つあるから」って、生検しないでいきなり摘出手術をすることもよくある。がん細胞が出ないと「がんではなかった。おめでとう」って、医者は平気で言うんです。ひどい話でしょう。

2 医者に言われるまま抗がん剤治療を受けたら、通常の生活は送れなくなるし、副作用は人生満了の時まで続きます。運が悪ければ、今年中に副作用死するかもしれない。

3 僕は無症状の放置患者を何十人も診てきたけど、臓器転移は出てこなかった。腎細胞がんはタチがよく、20cmになってから発見された患者さんも元気でした。あなたの腎臓も20年かそれ以上、問題は起きないと思う。

4 脳腫瘍は画像だけではわからないことも多い。手術すると良性でもいろいろ面倒が起きますよ。きちんと調べてもらった方がいいです。診断は脳転移だけど、実はなんなのかわからない。やっかいな場所にあります。グリオ

ブラストーマだと厳しい。脳の治療は医者の技術によってもその後がかなり変わってくるから、国立がんセンターの医師に紹介状を書きましょう。

5 ガンマナイフで治療したら、手の動作も計算能力も、徐々に回復していくでしょう。

良性、悪性を問わず、脳を始めとする頭蓋内の病変の治療には、「ガンマナイフ」という放射線治療の装置がよく使われます。頭部を固定して、細いビーム状の「ガンマ線」と呼ばれる放射線を病巣部に集中的に当てる。周囲の正常組織への悪影響を抑えながら、脳の深部や危険な部位も含めて病巣部だけを、ナイフで切り取ったように破壊することができます。最大径3cm以下の腫瘍なら、複数個あっても実施できます。ただ、病院収入の総額は1回の照射で終わらせても、日を改めて数回に分けても同じなので、病院によっては1回で済ませたがる。これは脳組織がダメージを受けやすく、逆に神経症状が悪化することがあります。安全性を高めるためには、日を変えて数回に分けて照射してもらってください。脳転移はポツリポツリと出てきやすいので、可能な限りその都度ガンマナイフで制御した方がいいでしょう。逆に自覚症状がない場合は様子を見て、治療の被害を避けるべきです。

近藤先生の治療方針を実践してみて

●なんでもかんでも放置してよい、などというかたではない

腎臓の腫瘍について、Y共済病院の医師は「放っておくとどんどん悪化して血尿が出る」と。しかし近藤先生によれば「良性腫瘍でも、腎臓摘出術をした患者を追跡すると、10年以内に4割が4期以上の腎障害になり、人工透析生活になりやすい」。まさに取られ損です。

おかげで私は血尿などの症状もなく、腫瘍は縮小傾向。手術や抗がん剤治療をしていたら、なにもできず、死んでいたかもしれません。しかし脳転移の診断をした脳神経外科医は、「症状がないからいい、というのは自己満足。詳しく調べて原発のがんを見つけて、抗がん剤のあと摘出手術をして再び抗がん剤、の標準治療をやるべき」の一点張りでした。

問題は「がん保険1００万円が下りない」こと。申請書類への記入を医師に依頼したら「生検しないと、腎細胞がんの確定ができないから無理」。打開策を考えています。

近藤先生には2回ご相談して「なんでもかんでも放置してよい、などというかたではない。必要な時は、これをした方がいいときちんと助言してくださる」ことがよくわかりました。

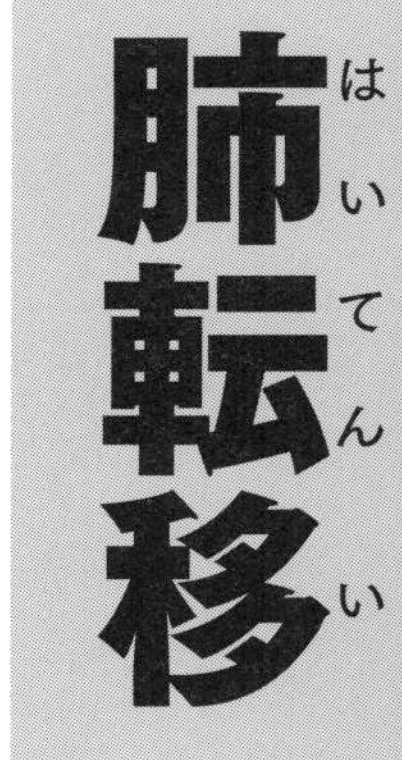

肺転移（はいてんい）

固形がんが転移しやすい臓器に「肝臓」「骨」などがありますが、筆頭は「肺」でしょう。肺転移は数㎜でも、CTで見つけやすいことも関係します。

標準治療

〈手術〉 転移はほぼ複数で、切除しても別の転移が次々と生じるので、手術は行われない。

〈放射線治療〉 場合により定位放射線治療（ピンポイント照射）が実施可能。

〈抗がん剤治療〉 手術や放射線治療の有無を問わず、抗がん剤治療が行われることが多い。

Dr.近藤解説

「肺転移」が見つかって、自覚症状がないなら放置した方がいい。「呼吸に使える肺の体積」を、がん治療で減らさないことが、安全に長生きする秘訣です。オプジーボやキイトルーダなどの「免疫チェックポイント阻害剤」も、呼吸機能を大きく落としやすく、落第です。

肺転移の主な死因は「呼吸不全」ですが、今日では、がんによる呼吸困難よりずっと前に「がん治療による呼吸不全」に命を奪われる患者さんが、圧倒的に多いのです。手術や放射線治療をした場合、使えなくなる肺体積は、数百㎖以上にもなるからです。説明しましょう。

たとえば身長150㎝くらいの患者さんの場合、転移病巣の「合計体積」が2000㎖＝2リットル程度になると、息苦しさを感じるかもしれません。そうなるには、直径2㎝の転移が500個も必要です。普通、CTで見つかる肺転移は数個から数十個。1個数㎜から2㎝程度と小さく、転移により使えなくなった肺体積は、数㎖～数十㎖程度。自覚症状がなければ、放っておいても1年のうちに呼吸困難が生じるケースは、ほぼ皆無です。


一方、がん治療を受けると「呼吸体積」が急減します。「手術」は、転移病巣の周りの正常組織も広く切るので、切除1個で数百㎖が失われます。「放射線」のピンポイント照射でも、放射線が通過する肺組織がやられて、照射1ヵ所で数百㎖が呼吸に使えなくなります。

また抗がん剤治療をためらう患者に、医師は「放っておくと余命半年」「余命1年」などと言いますが、無症状の肺転移を放置した患者さんはほぼ全員、1年後に生存しています。

証言47

喉頭がんからの肺転移疑い

S・Kさん　70代　男性

自覚症状のない「肺転移」は、放置がベストと実体験

がんを見つけたきっかけ

30代〜64歳ブティック経営。健康法は「動く」。家の修理、庭の芝生や花壇の手入れに忙しい。偏食なくよく食べる。酒は日本酒なら1日450㎖。タバコは40歳まで1日1箱。

・1970年（25歳）十二指腸潰瘍で胃を3分の2切除。今も一度に多くは食べられない

・2014年（69歳）葬式のあいさつの時に声がかすれて出にくく、近くの耳鼻咽喉科を受診。「これはほぼ喉頭がん」と、その場でKがんセンターに紹介されて、すぐ行った。

症状・治療の経過

・〈喉頭がん〉2014年（69歳）　Kがんセンターで喉頭ファイバースコープ（カメラが付いた細長い光ファイバーの束を鼻から入れて、喉頭を観察）、CT、MRI、細胞診などの精密検査を受けて、「喉頭がん」と確定診断。放射線単独治療。1回2・4グレイ×25日間、計60グレイ。「1回2グレイ×30日間も選べる」と言われたが、期間が短い方を選んだ。2019年「完治」と言われて、現在8年目だが、気になることはない。

・〈肺転移疑い〉2014～16年（69～72歳）　3年連続で「胸部CT画像に、すりガラス状の影が認められる。呼吸器科の受診を」と言われたが、断った。

・2017年～18年（73～74歳）　呼吸器科を受診して経皮針生検をするようにと強く勧められたが、拒否した。

・2019年5月19日（75歳）　少し息苦しさを感じて近藤先生にご相談。引き続き放置中。

近藤先生への相談内容

1　肺のCT画像の影は、がんやほかの病気の可能性がありますか？
2　針生検について教えてください。
3　たまに感じる「息苦しさ」は、気のせいでしょうか？
4　血圧が高めなので降圧剤を飲んでいるのですが、やめた方がいいですか？

近藤先生の活動は慶應病院時代に新聞や雑誌で知り、「ほかの大学病院のドクターが言わないことを言っている」ところに興味を感じて注目してきました。喉頭がんと診断されてから著書を7〜8冊読み、ネットのさまざまな記事や、講演の動画も見ました。

喉頭がんの手術や抗がん剤治療を勧められたら断るつもりでしたが、「放射線一択」だったので、治療しました。最初の検査の時から「肺に影がある」と言われましたが、呼吸器科の受診や生検を5年断り続けました。ちょっと呼吸が苦しい気がした時、自分の判断について近藤先生の意見を聞きたいと思いました。

Dr.近藤回答＋解説

●CT画像の「すりガラス状の影」は、転移能力のない「がんもどき」です

1　この、CT画像で「すりガラス状」に見えるがんは、たとえ生検で「腺がん」と診断されても、転移能力を持たない「がんもどき」。切るのは、体を傷めるだけ損です。がんは、見つかる大きさに育つまでに5～15年かかります。1㎝でもがん細胞は約10億個。もし本物のがんだったら、0・1㎜以下の時から血液に乗って全身に転移がひそんでいるので、切除しても治りません。

2　生検は無意味で、断ったのは大正解です。肺がんの針生検は局所麻酔をして、がんが疑われる場所に、皮ふを通じて肋骨の間から細い針を差し込み、細胞や組織を取り出して、顕微鏡で調べます。肺を覆う胸膜に外から穴をあけるので、そこから空気が漏れて胸が縮む「気胸」などのリスクがあります。

3　この程度の肺の影が呼吸に影響することはなく、精神的なものか、老化現象でしょう。

4　降圧剤は上の血圧が200を超えて頭痛などの症状が出ない限り、やめた方がいい。薬で無理に血圧を下げると、ふらついたりボケたりしやすいし、死亡率が上がるという

データもあります。肺のことより、飲み薬に気をつけなさい。

肺は巨大な臓器です。成人の総肺活量は、平均で男性6リットル、女性4・2リットル。機能的な余力も大きく、片肺分が転移病巣になって使えなくなっても、呼吸不全になりません。肺がんの手術で、片肺を切除してしまうことがあるくらいですから。

喫煙歴がある人は、肺がダメージを受けて、よく「間質性肺炎」や「肺気腫」になっています。その場合、呼吸機能は低下しながらも本人は何とか生きているわけですが、手術、放射線、抗がん剤のいずれも、呼吸機能を落とすので「治療死」しやすいのです。

しかし僕の外来には、医師たちから抗がん剤を勧められた患者さんがよくみえます。それは「治療さえ受けてくれれば、あなたが早死にしても構わない」と言っているようなもの。「抗がん剤」は副作用の出方が人によって異なるので、何回くり返しても肺が無事な人もいれば、1回で呼吸不全になって亡くなる人もいます。全体的にみれば、患者さんの半数は半年から1年以内に亡くなります。いわゆる「余命半年」から「余命1年」です。

近藤先生の治療方針を実践してみて

●画像を見た瞬間「もう病院に行かなくていいよ」。やった!

Kがんセンターの医師は、喉頭がんの放射線治療の説明のときは「完治するでしょう」。肺の針生検を拒否した時は、「そういう人がいるから、治療が手遅れになるんです」。嫌気がさして経過観察をやめたら「なんとなく息苦しい」感じがたまにあった。それで、手元にあった2014年と2017年の胸部CT画像を持参し、近藤先生にご相談しました。肺の画像を見た瞬間、「これで死ぬことはないから、もう病院に行かなくていいよ」。やった! これで死ぬことはないんだ。芯からホーッとしました。

著書を読んで「とっつきにくそうだ」と思っていましたが、目の前の近藤先生は人なつっこくて、話しやすかった。白い紙に図を書きながら、一生懸命に説明してくださいました。帰りぎわに「不安が吹っ切れて、ラクになりました。また来るかもしれません」と言ったら、「そういうかた、けっこういらっしゃるんだ」と、ニコッとして握手してくださった。ほかの医者が言わないことを言ってくれる名医でした。また話を伺いたかった。残念です。

肝臓への再発・転移

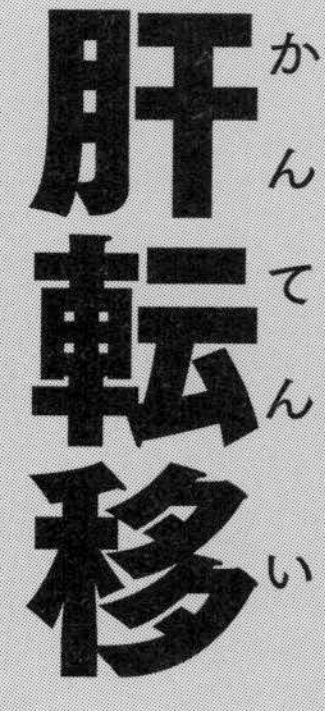

大腸がんの転移部位は主として肝臓であり、肝臓以外に転移が認められないことが多い。なので、ここでは大腸がんの肝転移を取り上げます。

標準治療

〈手術〉 肝臓に転移病巣が複数あっても、場合により肝臓の部分切除術が実施される。

〈ラジオ波による焼灼術〉 転移が直径3cm以内、3個以下なら実施する病院がある。

〈放射線治療〉 場合により定位放射線治療（ピンポイント照射）。ほかに抗がん剤治療。

Dr.近藤解説

肝臓は機能的な余力が大きく、体積の8〜9割ががんに占められるまで「肝不全」になりません。正常細胞が減り、肝臓がうまく機能しなくなると「黄疸、腹水、意識障害」などの肝不全の症状が出ます。そこからの余命（半数が亡くなる期間）は数週間です。

「肝細胞がん」（P.254）の治療として始まった「ラジオ波による焼灼法」は、近年、肝転移の治療法として実施件数が増えています。ラジオ波治療が可能なら、開腹や全身麻酔の必要がなく、術死の可能性も手術よりずっと低いので、手術よりラジオ波の方が得策でしょう。放射線治療（ピンポイント照射）と比べても、ラジオ波の病巣の根絶率の方が、やや上です。

ラジオ波治療の実施基準は「転移の大きさが3cm以内で3個まで」ですが、術者の腕前によっては、5cmを超える病巣も治療できますし、5〜6個と数が多くても実施してくれる病院があります。病院探しが重要です。ラジオ波治療が終わったあと、手術した場合も同様ですが、新たな転移が次々と出てきやすい。転移病巣が出るたびに治療を繰り返すことになりますが、手術は正常細胞も切り取るため、回数に限りがあります。ラジオ波の方は、10〜20回と繰り返すケースもあります。繰り返すことには精神的・身体的な負担が伴いますが、この治療は延命効果を期待できます。可能ならラジオ波を選択しましょう。

最新の「ガイドライン」には「ラジオ波治療を第一選択療法とはしない」と書かれています。作成委員の多くは外科医なので、ラジオ波治療の弾圧に出たのだろうと僕は見ています。

腹膜転移

「腹膜転移」は、がん細胞が臓器を突き破り、腹部臓器を覆う腹膜に広がること。「腹膜播種」は種をまいたようにがんが散らばった状態。腹水が溜まりがちです。

標準治療

〈腹水穿刺〉 お腹に針を刺して、腹水を抜く。

〈抗がん剤治療〉 経口、もしくは点滴による抗がん剤治療のほか、腹腔に直接、抗がん剤を注入することもある。

Dr.近藤解説

「腹膜」は胃・小腸・大腸・肝臓・膀胱・子宮などの腹部の臓器を覆う薄い膜、この膜で囲まれた閉鎖空間が「腹腔」です。腹膜に転移があると「腸閉塞」が生じる、と思っているかたが多いのですが、これは誤解です。腹膜転移があっても、放置したケースでは、腸閉塞が生じることは、ごくまれです。

一方、腹膜転移が明らかだったり、ひそんでいる場合に手術すると、メスで傷ついた腹膜にがん細胞が入りこんで急激に増殖し、腹膜内を覆う腹膜の表面にがん細胞がバラまかれて「腹膜播種」状態に。そして小腸の周辺で増殖したがん病巣が小腸を（外側から）挟みつけて、「腸閉塞」が起きるのです。するとお腹が張ってゲーゲー吐いて、大変な苦しみです。

鼻からチューブを入れて、胃や小腸内の食物や消化液を吸い出しますが、改善しないと開腹して、閉塞部分を切除することもあります。しかし再手術で腹膜を傷つけるので、再びがんが増殖して腸閉塞に、という、悲惨な悪循環になってしまう。

手術さえしなければ、たとえ転移病巣が大きくなっても、がんが小腸を狭めるような事態は生じません。ですから胃がん、大腸がん、膵がん、膀胱がん、子宮がん、卵巣がんなど、腹膜に転移している可能性が高いがん種は、苦しみ抜いて死んでいく悲劇をさけるためにも、できる限り手術を受けないことです。なお、大腸がんで起きる腸閉塞は、初発病巣が大腸の内腔をふさいで生じるもので、腹膜転移による腸閉塞とは全く「別もの」です。

証言48

大腸(だいちょう)がんからの肝転移(かんてんい)、腹膜転移(ふくまくてんい)

M・Nさん　70代　男性

「抗がん剤やらないなら余命1～2ヵ月」。やらずに元気です

がんを見つけたきっかけ

75歳まで団体会長などを務めて忙しく、深夜の夕食も多かった。76歳で離職して、規則正しい生活に。野菜と肉をよく食べる。夏も燗酒を1日1合（180㎖）。タバコは吸わない。

・**2021年11月3日（77歳）** 腸が詰まった感覚からA病院で超音波検査。「異常なし」。

・**11月4日** 激しい腹痛と嘔吐で意識混濁。K総合病院に救急搬送。MRI、PET－CT、脳波、心電図、ポリグラフ、心拍、血液検査で「S字結腸がんによる腸閉塞」と診断された。

症状・治療の経過

・**2021年11月4日（77歳）** 救急搬送先のK総合病院で、閉塞部分を広げる大腸ステント（金属網の拡張筒）を入れた。

・**12月3日** 腹腔鏡下で、S字結腸がんの部分切除術。「肝臓、腹膜への転移あり。ステージⅣ」と告知。「胸に管を取りつけて抗がん剤を入れましょう」と言われたが、断った。

・**2022年1月8日（77歳）** 近藤先生にご相談。K総合病院のPET－CT検査で画像が光って「腹膜と肝臓に転移」と診断されたのは、「誤診だと思う」との見解だった。

・**4月** 術後4ヵ月のCT画像を見て、新任の医師が「お腹全体に、転移がいっぱい散らばって肝臓にも転移があります。抗がん剤やらないなら、余命は1ヵ月か2ヵ月ぐらい」。

・**初夏～秋** 腹水がいっぱいたまり、ズボンが履けないほど足がパンパンにむくんでお腹も痛み、食欲不振。とてもだるくて、さすがに弱気になった。体重は一時10kg以上減。でも、利尿剤や貼る鎮痛剤、梅ジュース、高カロリーゼリーなどの工夫を重ねたら回復した。

・**12月現在** お腹はぺしゃんこ、食欲も復活して体重も戻り、尿も便もよく出て快調。

近藤先生への相談内容

1　腹膜、肝臓に転移があると言われました。今後、予測される経緯は？
2　胸に管を付けて、抗がん剤を何十時間も注ぎ続けるという治療を断ったのですが。
3　症状が悪化した場合、どんな症状が出ますか。今後の対処法は？
4　これからどう生活していったらいいですか。

手術の直後、医者から最初に抗がん剤治療を勧められた時、介護職の長男が「おとうさんがずっと前から読んでる近藤先生の話を聞いたら、納得のいく選択ができるんじゃない？行ってみようよ」と、セカンドオピニオンの予約を取り、妻と共に付き添ってくれました。「おとうさんの選択を、最大限フォローしていく」と言ってくれて、心強いです。

事前の相談票で「なるべく自然に任せて、可能な限り自宅での生活を続けたい。また周囲に迷惑をかけずに過ごしたい」、という思いを伝えました。まだコロナ患者が多数出ている中、近藤先生に開口一番「マスクをはずして顔を見せてください」と言われて驚きました。

Dr.近藤回答＋解説

●PET－CTの画像が光っても、必ずしもがんや転移ではない

1　ＰＥＴ－ＣＴで腹膜と肝臓が光っているのは、僕はがんや転移ではなく、単なる薬剤の反応だと思う。ＰＥＴもＣＴも、がんではない病変ががんと診断されてしまう「偽陽性」の問題が、よく起きるのです。あなたは、がんですぐ死ぬような顔ではないです。

2　抗がん剤治療は全く必要ありません。延命効果は証明されていないのに、毒性の害は必ずある。むしろ抗がん剤を使うと、今年中に亡くなる可能性があります。

3　肝臓に転移している場合、がんが正常細胞を殺して入れ替わるように育つ場合には、肝臓（がん細胞＋正常細胞）の体積は変わらないので、痛みはでません。一方、がんが正常細胞を押しのけるようにして育つケースでは、肝臓の体積が増えて腹膜が押し広げられ、痛みが出ます。鎮痛剤とモルヒネなどの医療用麻薬で対処してください。黄疸が出たら肝不全のサインで、脳の解毒作用も働かなくなるので、意識が薄れて亡くなります。腹膜転移のため腹水が増えたら、お腹に針を刺して抜く方法があります（P.４３６）。

4　もう、がんのことは忘れて、楽しく生活してください。普通に食べたいものを食べて、お酒も飲んでいいですよ。きょうも、おいしいものでも食べて帰ってください。

腹膜に転移があると、「腹水」がよく生じます。腹腔は胸腔（P.446）と同じく袋状なので、腹水が出ていけずお腹がパンパンに張りますが、腹水が溜まっただけでは死にません。対処法は「お腹に針を刺して腹水を抜く」。ただ、腹水にはタンパク質が豊富に含まれています。

〈対処法1〉腹水を抜き、お腹がラクになった時によく食べて栄養失調を防ぎます。通院が大変ですが、週2回、腹水を抜いて何年もお元気だったケースは前述しました（P.346）。

〈対処法2〉栄養失調の予防策として、抜いた腹水をろ過してタンパク質を分離し、血中に戻す「腹水濾過・濃縮・再静注法」（「KM－CART」の検索で病院が見つかる）があります。ただこれは体への負担が大変大きく、発熱やショック症状もまれにおきます。また、抜いた腹水のタンパク質のすべては分離・回収できず、結果的にはやはりやせていきます。

〈対処法3〉やせ細っても腹水を抜く。患者さんの希望により腹腔にチューブを留置し、腹水を抜き続けて、急激な栄養失調による一種の「安楽死」を計るケースもあります。

近藤先生の治療方針を実践してみて

●近藤先生がおっしゃった通り、元気に年を越せます

近藤先生の本には、１９９８年頃に出合いました。当時よくスピーチを求められ、「体にいい話題」は好評でした。そこで関連本を集中的に読み、最も納得できたのが、近藤先生の主張でした。曲がったことが許せなくて一徹な生き方も自分と重なって、共感しました。

抗がん剤を拒否したと兄に言ったら「お前は強いな」と言われましたが、逆です。私は弱虫で、薬で苦しむ人を多数、見てきたからです。たとえば義姉は、すい臓がんの手術をして抗がん剤でひどく苦しみ、「治療やらなきゃよかった」と言いながら亡くなりました。だから「オレは抗がん剤やだな！」という思いと、近藤先生の本のおかげで拒否できました。

外来では「あなたは、がんですぐ死ぬ顔ではないよ」と言っていただき、実際私は、元気に生きています。今年（２０２２年）の暮れにまた外来に伺い、「近藤先生がおっしゃった通り、こんなに元気です。年を越せます」と、感謝のご報告をするつもりでした。趣味の手作りの木のボードとバターナイフを、御礼に持参しようと思っていました。悲しいです。

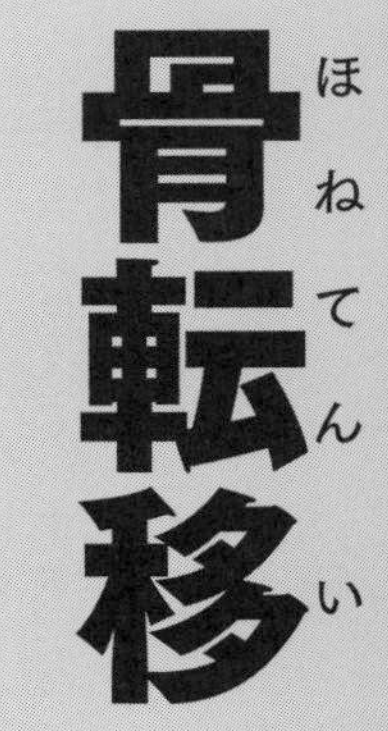

骨転移（ほねてんい）

骨転移は、命取りになりにくい臓器転移です。転移がすべての骨に生じ、白血球などの製造工場である骨髄すべてが破壊されることは、ほとんどないからです。

標準治療

〈鎮痛剤〉段階的に①非麻薬系の鎮痛剤アセトアミノフェン、②弱オピオイド（モルヒネの仲間といった意味）の「トラムセット」など、③強オピオイドの「モルヒネ」などに変える。

〈その他〉　場合に応じて放射線治療、手術、骨の強化薬、抗がん剤治療が行われる。

Dr.近藤解説

「骨転移」は命取りになりにくいのですが、半面、痛みなどの症状で苦しむ期間が長引きやすい。そのため骨転移では、「緩和ケア」がとりわけ重要です。

骨痛への鎮痛剤の使い方は医師によってかなり異なり、危険な処方もよく見られます。

たとえば第一段階の鎮痛剤として、「アセトアミノフェン」ではなく「ロキソニン」を処方する医師は危険。日本でしか使われていない、副作用が非常に強い薬なので、最初にこれが処方されたら「緩和ケアの素人だな」と思ってください。ただし第一選択薬のアセトアミノフェンが効かない場合にロキソニンを追加処方してみることは、許されるでしょう。

また、強オピオイド「フェンタニル」の貼り薬、「デュロテップパッチ」や「フェントステープ」など。効果が数日続いて便利ですが、毒性が生じる血中濃度との差が小さく、呼吸が止まりやすい。米国では健康人の不正使用で年間数万人が亡くなり、大問題になっています。日本でも、過量投与で死亡しているがん患者が多いはずです（詳しくは『このクスリがボケを生む！』学陽書房）。鎮痛剤の副作用は「薬剤名×添付文書」で検索できます。なお鎮痛目的の麻薬投与で、「依存症」や「中毒」は生じません。

「放射線治療」は、痛みが鎮痛剤で治まらないかたや、鎮痛剤の副作用で苦しんでいるかたは、ぜひ検討してください。6～8割の方に効果があり、痛みが消えることも少なくない。1回3グレイで10回、計30グレイが標準的です。痛みが取れたら中止してください。

証言49

胃がん、食道がんからの全身転移

G・Kさん　50代　女性

全身転移を放置したら2年後、すべて消えていた

がんを見つけたきっかけ

小学校高学年から、下痢と便秘を繰り返すＩＢＳ（過敏性腸症候群）に苦しんできた。家族や親類の多くも、ＩＢＳや自己免疫疾患（免疫システムが自身の正常細胞を攻撃し、関節リウマチ、膠原病などの難病を引き起こす）を抱えている。20代から食生活はほとんど市販品か外食。

・**2005年（40歳）**　膠原病（全身の血管、皮膚、筋肉、関節などに炎症がおきる）のため離職。

・**2019年秋（54歳）**　成人病検査で「胃がん」告知。Ｅ病院での精密検査を勧められた。

症状・治療の経過

・**〈胃がん、食道がん〉2020年1月（54歳）**　E病院での精密検査の結果は「胃は印環細胞がん（上皮性悪性腫瘍の一種）で、スキルス胃がん（胃壁が硬くなり、悪性度が高い）に進行することがある。胃の4分の3切除手術を勧める」「別に食道に1㎝前後の上皮内がん」。私は担当医に「皮膚を少し切っただけでひどい炎症や体調不良が起きるので、胃を切るつもりはありません。化学物質アレルギーなので、抗がん剤治療も避けたい」と伝えた。

・**2月**　E病院で、食道の上皮内がんを内視鏡で取った（内視鏡的粘膜下層剥離術。ESD）。

・**〈全身転移〉2020年6月（54歳）**　T大学病院に転院。CT検査で無数の白い影が見つかり、「全身に転移しているようだ。手術して細胞診をしないとステージは不明」「脊椎（背骨）にも転移があるが、当院では、抗がん剤なしの放射線治療はできません」。

・**2021年2月15日（55歳）**　近藤先生にご相談。放置することにした。

・**2022年8月（56歳）**　E病院に戻り検査入院。「がんの全身転移は、CTの画像上では見つからない。胃がんは奥の方でくすぶっている」。その後は鎮痛剤でなんとかなっている。

近藤先生への相談内容

1　背骨の転移は強い痛みが出る可能性があるそうですが、T大学病院の放射線治療医には「抗がん剤とセットでなければ放射線治療は不可」と言われて、戸惑っています。

2　T大学病院の緩和ケア医が異動になり、新任の医師からいきなり「二度と会いたくない」と言われました。別の病院を探すべきか、大学に抗議すべきなのか、判断が難しいです。

3　モルヒネを処方してもらえる末期がんの在宅医を探して、著名なM先生にも相談しましたが、T大学病院の紹介状がないと無理とのこと。安楽な死だけが望みなのですが。

印刷会社の新入社員時代に『患者よ、がんと闘うな』がベストセラーになり、多くの雑誌や新刊が近藤先生を取り上げていました。次々に拝読して、「極論どころか、この先生の主張は医学データに基づいていて常識的」だと思い、ずっと信頼し、親近感を持っていました。

体質的に手術と抗がん剤は選べないし、従妹に健診でスキルス胃がんが見つかり、手術するとあっという間に逝ったので標準治療への疑問もあり、近藤先生の外来を予約しました。

Dr.近藤回答＋解説

今、がん治療を始めたら徹底抗戦になる。様子を見た方がいい

1

あなたは今、がん治療を始めたら、徹底抗戦になります。放射線単独で治療できたとしても、結局は抗がん剤を次から次に試すことになったりして。僕は、放置して様子を見た方がいいと思います。痛みは鎮痛剤で抑えて、効かなかったり副作用がつらかったら放射線治療を試してみるといいでしょう。その時点で、抗がん剤を断っても受けてくれる病院をお教えします。

2

線量は1回3グレイ×10回、計30グレイが標準。痛みが取れたら中止してください。

がん治療ワールドの医師たちの「人非人」発言は、本当にひどい。患者さんから、数限りなく聞いています。年々、手術や抗がん剤の問題点が知られてきて、治療を拒否する患者さんも出てきている。それで気持ちに余裕がなくて、ささいなことで暴言を吐いてしまうのかもしれません。大学に抗議するかどうかは、ご自身で考えてください。

3

もとのE病院にしっかりした緩和ケア科があるから、戻るのはいかがですか。まず転移

の状態を改めて検査して、緩和ケア科を訪ねて、通院できそうなら通院にする。紹介状も書いてもらって、近所の在宅医も当たっておくといいと思います。

骨転移が悪化した時の対処法に触れておきます。四肢の運動や感覚を司る「末梢神経」は、背骨を通る脊髄の、太い神経の束から分かれて外に出る。だから背骨に転移があると、がんに末梢神経が押されて手足がしびれたり、痛んだりしやすい。

転移で骨が弱くなって折れることもあり、背骨なら脊椎がつぶれます。すると脊髄が圧迫されて、手足のマヒ症状が出始める。その時は早急に、手術でがんと骨の一部を取り除き、骨を強化する金属製の支柱を入れると、マヒにならずにすみます。いきなり完全マヒした時も、24時間以内に緊急手術が行われると回復する可能性があります。

腰椎ではマヒはほぼ生じません。頸椎だと四肢マヒ、胸椎だと下半身マヒになります。ランマークなどの骨の強化薬は要注意。骨のミネラル分（カルシウム）は増えますが、それは骨の古い組織が増えただけ。骨の強度は落ちて、通常の骨転移では生じない「あごの骨の壊死」などが起きる。実際には骨が弱くなるのです。服薬の前によく情報を調べてください。

近藤先生の治療方針を実践してみて

●極論どころか、医学データに基づき常識的。がんを放置してよかった。

T大学病院の「全身に転移しているようだ」というCT検査結果が誤診だったのか、転移が自然に消えたのかは、今もわかりません。

近藤先生の印象は「理路整然としていて、説明にブレがない。文章から受けた印象と一緒だ」。そして想像よりずっと気さくで「僕は患者さんを助けたい一心で、本当に一生懸命勉強してきたんだけどね。残念ながら、神様ではなくただの医者であり、科学者だから、予言はできないんです。こういう対処法があると伝えて、患者さんがやってみて結果が出て初めて、自分の考えが正しかったかどうかがわかる。腫瘍の悪性化のメカニズムは謎が多くて、〝本物のがん〟も1〜3%は、ほっとくとなぜか自然に治ってしまう。でも、どうしても治してあげられない人もいます。そこは切ない」と語ってくださいました。

近藤先生から「医者や周囲の言うことに惑わされず、あるがままの自分で生きていいんだよ」と、肩を押していただいた気がします。そして、がんを放置してよかったです。

胸膜への再発・転移

胸膜転移

がん細胞が、肺を覆う「胸膜」に転移した状態。がん細胞を含む胸水（悪性胸水）がよく溜まり、その分、胸が押しつぶされて、呼吸に使える体積が減ります。

標準治療

〈胸腔穿刺〉外から胸腔に針を刺して、胸水を抜く。同時に「細胞診」で原因を探る。

〈胸膜癒着術〉外から胸腔にチューブを入れて胸水をできる限り抜き、肋骨側の胸膜と、肺を覆う胸膜をくっつける。ほかに、場合により抗がん剤や分子標的薬による薬物療法。

Dr.近藤解説

「肺」は、12本の「肋骨」でできた鳥かごのような「胸郭」内に納まっています。胸郭の内側と肺はそれぞれ表面を「胸膜」に覆われ、その間のすき間を「胸腔」と言います。胸腔は出入り口がない袋状なので、中に水や空気が入っても漏れ出すことがありません。

「がんで肺に水が溜まった」というのは、胸膜の転移巣からリンパ液のような液体が漏れ出て、肺自体ではなく胸腔に溜まった状態。この胸水は、自然には吸収されません。

胸膜にがんがあると、臓器転移と同じく最終の「4期」とされますが、がん細胞が血流に乗って全身をめぐった結果の「臓器転移」と「胸膜転移」を同列にするのは間違いです。臓器転移のような「血行性の転移」なら左右に生じるはずですが、肺がんでは一般に、初発病巣と同じ側に胸水が見られます。乳がんも同じです。つまり「局所転移」なのです。

肺がんはよく「手術中止」が起きます。術前の診断は「1〜2期」、切ったら胸膜転移があって「4期。手術不能」に変わる。この場合、放置しても胸膜転移が原因で亡くなることはないのですが、抗がん剤治療を受けた患者さんは、長生きしたら薬物のおかげと思うでしょう。「4期の肺がんでも5年、10年と生きている」という成功談には、このタイプが多い。でも薬物療法は副作用が強く、それで亡くなる人もいるので、僕はお勧めしません。

胸水が溜まって呼吸がつらい時は、「胸膜癒着術（きょうまくゆちゃくじゅつ）」（胸水を排出後、胸膜を癒着させて胸腔を閉じる）が有効です。一緒に抗がん剤などを強く勧められても、断ってください。

「乳がん転移」のホルモン療法

乳がんの再発・転移で、遠隔転移（離れた臓器に転移）が疑われると、目にみえないがん細胞を叩くため、薬物療法（化学療法、ホルモン療法など）がよく行われます。

標準治療

閉経前は、卵巣から女性ホルモン（エストロゲン）が分泌されていて、脳からでる別のホルモンによって調節されている。がん細胞の「エストロゲン受容体」が陽性の場合には「抗エストロゲン剤」によるホルモン療法が、がんの縮小に有効。ただしいずれ元の大きさに戻る。

Dr.近藤解説

乳がんの転移先は肺、肝臓、骨、脳が多く、臓器転移が明らかな「転移性乳がん」では、ホルモン療法で延命効果が得られる可能性があります。ただし乳がん細胞に、エストロゲンと結合する「ホルモン受容体」が存在する「陽性」の場合。乳がん全体の約6割です。

その場合ホルモン療法が6割程度に「有効」で、がんの直径が7割以下になります。重要臓器への転移は、増大することで人の命を奪うので、①がんが縮小している期間、②再び増大して元に戻るまでの期間、の合計分、延命効果があるはずです。ただし副作用による「縮命効果」もこうむる。プラスマイナスで延命につながるかどうかは、ケースバイケースです。

ホルモン療法はどれも、いつか効果がなくなります。有効期間は（数ヵ月とか数年とか）人によって異なりますが、いつかは効かなくなってきます。がん病巣の中には、ホルモン療法に感受性がある細胞と、抵抗性の細胞が混ざっています。治療を始めた当初は、感受性細胞が死滅するので、がん病巣は縮小します。しかし、生き残った抵抗性の細胞が増殖して元の大きさに戻ってしまう、というのがひとつの説明です。

他方でホルモン療法は、早く始めても遅く始めても、有効期間は同じと考えられています。なるべく遅くに始めて、副作用をこうむる時期を先送りにするのが賢明でしょう。また転移性乳がんの場合、閉経前の女性は女性ホルモン（エストロゲン）の分泌を止めるのが、最も効果が高いはずです。今は内視鏡下の卵巣摘出術が可能なので、見直されてよい方法です。

証言50

乳(にゅう)がん「花咲き」状態＋多発転移

M・Mさん　50代　女性

ホルモン療法は早まらず、できるだけ遅く始める

がんを見つけたきっかけ

40代後半から仕事で1日2万歩歩きつつ、深夜ドラマに熱中して睡眠3〜4時間。子育てを終えて食事は市販のものが増えた。タバコは吸わず、お酒はたまにビール少々。

・2021年5月（53歳）　左胸がチクチク痛み、コロコロした小さいシコリを発見。左脇の下にも小さいシコリを見つけた。保健施設でマンモグラフィと針生検を受けて「乳がん」と告知。S病院を紹介され、再度マンモの結果「リンパ節転移があちこちにありそうです」。

症状・治療の経過

・**2021年5月（53歳）**　S病院の診断は「左乳がん、腋窩（えきか）（脇の下）リンパ節転移」。「手術と抗がん剤治療を勧める。近日、CTとMRIの造影検査（より正確な診断のため、造影剤を静脈に注入して撮影）、FDG－PET検査（一度で全身の病変をチェックできる）を受けてください」。近藤先生の著書を読み、知人の「がん治療死」も思い出して検査を断った。

・**6月12日**　近藤先生にご相談。その後2022年4月28日と、メールでも相談した。

・**2022年4月（54歳）**　がんが皮膚を破ってきたので、近藤先生に診ていただく。

・**5〜6月**　S大学病院で放射線治療。「抗がん剤やホルモン療法もやらないと数ヵ月で動けなくなり、1年ももたない」と言われたが拒否。線量は近藤先生の助言で2グレイ×30回＝計60グレイ。ジュクジュクした「花咲き状態」は治まり、脇の下の小さいシコリも消えた。

・**2023年2月**　右乳房、鎖骨の上、肺、背骨、足の付け根などに多発転移が見つかる。放射線治療とホルモン療法（近藤先生の生前のアドバイスから、タモキシフェン単独で開始予定）を行う前提で、首都圏の病院での治療も視野に入れて検討。

近藤先生への相談内容

1　がんが「花咲き」状態になり、臭いも出てきました。対処法をお教えください。

2　「放射線治療だけ受けたい」と言ったら「抗がん剤治療やホルモン療法もやらないと数ヵ月で動けなくなり、1年もたない」と言われました。余命1年ということでしょうか。

3　ホルモン療法は、どのタイミングで始めたらいいでしょう?

がん告知の直後に『がん治療に殺された人、放置して生きのびた人』を書店で見つけて、近藤先生の著書を4~5冊拝読しました。知人が舌がんの手術と抗がん剤治療をして、すぐに亡くなったことを思い出し、このまま治療に突き進むことがこわくなりました。

S病院の、手術のための検査をすべてキャンセルして、近藤先生の外来を予約しました。私の乳がんは進行が早く、診断から半年で乳房に6×7cmの潰瘍が広がり、1年でがんが皮膚を突き破りました。ほとんど痛まず、体も元気でしたが、膿、出血、臭いがひどかったので、メールでも何度かご相談しました。近藤先生の回答はいつも親身で、ていねいでした。

Dr.近藤回答＋解説

●臭いが出る「花咲き乳がん」は、放射線が効きやすい

1　まず潰瘍部のケアは、血や膿が出る部分に、白色ワセリンを厚く塗ったガーゼを当てて、滲み出る液を吸収します。絆創膏を使わないので、肌がかゆくなりません。乳もれパッドなどを使うかたもいます。臭い対策はぬるま湯で流したり、お風呂に入って（毎日どっぷりつかってよい。がんは感染しません）、腐敗物質をそっと取り除いてください。「ロゼックスゲル」という抗菌薬で、かなり臭いが取れることがあります。乳腺外科に行くと「検査だ、治療だ」と大変なことになるので、皮膚科で処方してもらうこと。皮ふを破って臭いが出るタイプの乳がんは、放射線治療でシコリが小さくなることが多い。試す場合、1回2グレイ×30回＝計60グレイにしてもらうこと。

2　余命については、乳房にがんがあるだけなら、放っておいても死ぬことはありません。余命1年とは、1年以内に半数が亡くなるという意味。そうなるのは、抗がん剤を使ったときだけです。もし肺や肝臓に転移があると、放っておけばいつかは亡くなります

が、それでも余命は3年以上。つまり半数は3年以上生きられます。しかし転移がある場合も、抗がん剤治療をすると余命1年。半数が1年以内に亡くなります。

3 ホルモン療法は、臓器に転移していることが明らかな「転移性乳がん」に対しては、延命効果が得られる可能性があります。人によって効く期間が決まっていて、早く始めても遅く始めても有効期間は変わらない。それに放射線と同時にやると、どちらが効いたかわからないので、ホルモン療法はできるだけ遅く始めてください。

医師はしばしば複数のホルモン剤を使いますが、これは避けた方がいい。がんが縮小した場合、どの薬が効いたのかわからず、無効の薬も使われ続けて副作用の害をこうむるから。一方、どちらの薬も有効なら①同時に併用した場合と、②最初の薬が無効になってから次の薬を使用した場合、①でも②でも延命効果（があるのなら）を得られる期間は同じと考えられるからです。飲み薬のホルモン剤にする場合は、一番歴史が古く、副作用や効果が明らかになっている抗エストロゲン薬「タモキシフェン」を選ぶのが妥当でしょう。

ホルモン療法が効かなくなると抗がん剤治療を勧められますが、断固断ってください。

近藤先生の治療方針を実践してみて

「1年もたない」と言われましたが、まだ普通に動けます

2021年に乳がんが見つかり、手術と抗がん剤治療を勧められた時、「自分の命を人任せにはしない。治療を選ぶのは自分」だと思いました。翌年、担当医からは「放射線治療だけでは1年もたない」と言われましたが、近藤先生に「そうなるのは、抗がん剤を使ったときだけです」と伺って、元気が出ました。そして、がんを少しでも抑える秘訣は「しっかり食べて、体の抵抗力をつける」ことだと。教えを守って、やせないようによく食べています。

今（2023年春）、私はまだ普通に動けます。あと何年も生きるつもりです。がんになったことで自分を見つめ直し、「限りある人生を楽しく、前向きに生きていこう」と、強く意識するようになりました。最近はよく滝や湖に出かけて、自然のパワーをいただいています。

家族には、近藤先生の著書にあったリビングウィル、「いっさい延命治療をしないでください」に署名して、意思を伝えてあります。体を痛めつける治療も、無理に命を引き延ばされる治療も避けて、自分らしく天寿を全うしたいです。

「前立腺がん転移」のホルモン療法

ホルモン療法をすると、前立腺がんが（少なくとも一時的には）縮小します。前立腺がんの臓器転移先はほとんど骨なので、骨転移を中心に解説します。

標準治療

〈除睾術（睾丸摘出）〉 男性ホルモンの製造工場である睾丸（精巣）を、両方とも切除する。

〈男性ホルモンの分泌抑制薬〉 薬剤で男性ホルモンの製造・分泌を抑制する。

〈抗アンドロゲン（男性ホルモン）薬〉 副腎から分泌される少量の男性ホルモンを抑制。ほか

Dr.近藤解説

まず、誤診に要注意です。僕の外来にみえた「ＰＳＡ発見・ＰＳＡ再発がん」で「骨転移がある」と他病院で診断された患者さんの病変は9割、単なる老化現象でした。

「検査での異常部位と、骨痛の場所が一致」「骨の痛みが週単位でひどくなっている」。

この2つが揃っていない限り、治療は受けずに様子を見てください。

骨転移と診断され、骨の痛みがあってホルモン療法を始める場合は、薬物より「除睾術」が妥当です。男性ホルモンの製造工場がなくなるので、効果が高い。また薬と異なり、①一回受けたら次に不都合な症状がでるまで通院の必要がなく、②男性ホルモンが低下するだけで、薬に特有の副作用をこうむらない、という利点もあります。

ところが日本では除睾術に代わり、男性ホルモンの分泌を抑制する「リュープリン」などの皮下注射が全盛です。ホルモン製造工場の睾丸が残っていたら、抑制薬の効果は不徹底なのに。効果の劣る方法を重用する理由は、①除睾術と違って定期的に高額な注射代が得られ、②患者さんの受診時には（不必要な）検査代金も入る。病院にとってうまみが大きいのです。担当医に断られたら「除睾術をやってくれる病院を紹介してください」と言いましょう。

ホルモン療法を選ぶ場合、「最初は有効でもいつか効かなくなる」という、有効期間の限界があります。他方で早い時期に始めても、遅くに始めても、有効期間は同じと考えられています。副作用を先送りするためにも、ホルモン療法はなるべく遅く始めるのが有利です。

証言51

前立腺(ぜんりつせん)がん、骨、リンパ節転移

N・Mさん　60代　男性

薬を9→4種類に減らし、抗がん剤治療は拒否。きわめて元気

がんを見つけたきっかけ

60歳で地方公務員を退職後は、週2〜3回のゴルフや夫婦で海外旅行などを楽しんでいた。食事は揚げ物と甘いものが好物。酒は毎日、ビールを350㎖。タバコは1日半箱。

・2018年4月（63歳） 脳出血が起きたが、手術も、マヒなどの後遺症も幸い免れた。

・2020年4月（66歳） 1年ほど腰痛がひどく、歩けないほど痛くなったので、近くの総合病院を受診。レントゲン検査では原因不明、MRI検査で背骨に骨転移が見つかった。

症状・治療の経過

・**2020年4月（65歳）** S医大国際医療センターで血液検査、直腸診、超音波、生検、MRI検査の結果「前立腺がんステージ4。骨とリンパ節に転移。PSA値1400以上」。緊急入院して、2週間の放射線治療。全12回、計72グレイ。腰痛は完全に消えた。

・**5月** ホルモン療法開始。まず注射でゴナックス（男性ホルモンの分泌を抑える薬）とランマーク（骨転移による骨の劣化を防ぐ分子標的薬）を併用。

・**秋** 飲み薬のザイティガ（男性ホルモン合成阻害薬）と、プレドニゾロン（ステロイド。炎症などを抑制）も加わり、医者に予告された通り、プレドニゾロンの副作用で糖尿病になった。そこでメトグルコ（血糖降下剤）、リバロ（コレステロール降下剤）も追加された。

・**2022年2月（67歳）** 前年、引っ越し先のO市総合病院で「元気なうちに抗がん剤治療を始めましょう」と勧められ、断っていた。PSA値が0・051で前回より微増していると「次回もPSA値が上がっていたら、抗がん剤治療を始めます」と言われた。

・**2月21日** 近藤先生にご相談。抗がん剤治療は拒み、2022年末現在、きわめて元気。

近藤先生への相談内容

1　元気なのに薬が増える一方で、とうとう抗がん剤治療になりそうです。抗がん剤は絶対やりたくないというのが、私と妻の一番の希望ですが、やらなくていいですか？

2　薬の減らし方をお教えください。9種類すべてやめたら、どうなるんでしょう？

3　がんと共存しながら、イキイキと生きていく心得は？

『患者よ、がんと闘うな』がベストセラーになった20年以上前から夫婦でご著書を読み、『医者に殺されない47の心得』や『健康診断は受けてはいけない』なども熟読しました。主張もアドバイスも標準治療の先生たちと全く違う。「膨大な医学的根拠に基づいて孤立無援で闘ってこられて、多くの患者さんに支持されているんだ」と敬服してきました。新型コロナワクチンについても、近藤先生の考え方に納得して未接種です。

ＰＳＡ値がわずかに上がったら、一方的に抗がん剤治療をさせられそうになったので、他の延命策を知りたいと思い、ご相談しました。

Dr.近藤回答＋解説

抗がん剤治療に突入すると、5年後に生き残れるのは1割

1 あなたの前立腺がんは、もう治っているかもしれません。抗がん剤治療は論外。突入すると毒性に苦しみ、副作用死を招いて、5年後には1割程度しか生き残れません。作家の渡辺淳一さんや、将棋の米長邦雄さんも、そのようにして早死にされた。残念です。

2 9種類の薬は全部やめた方がいい。ホルモン療法の薬は、男性ホルモンの低下による筋力低下やボケも引き起こしやすいです。特に「骨が弱るのを防ぐ」という触れこみのランマークは、副作用だけひどくて無効です。金もうけのための薬だから、すぐやめなさい。生活習慣病の薬は不要。血圧もコレステロールも、高めの人の方が長生きです。ステロイド系のプレドニゾロンだけは、急にやめると副腎不全などの離脱症状が起きるので、1ヵ月かけて半量にするなど、徐々に減らしていく工夫が必要です。ほかの薬は今すぐやめて問題ありません。やめても薬効はしばらく続くから、急激な症状も起きません。不安なら、1週間に1種類ずつ減らしてみてください。

3　食事療法などの代替療法に走らず、好きなものをバランスよく食べて、よく体を動かして、①がんのことは忘れる。②検査を受けない。③医者に近づかない。これを守るのが、一番ラクに安全に長生きする秘訣です。

高齢者には、ほかの臓器と同じく「老化現象としての骨の変化」がいろいろ生じます。これが骨転移とまぎらわしく、大学病院でも誤診されています。腰痛の場合、痛みが強くなったり弱くなったり、波があるならほぼ老化現象です。痛みが週単位でひどくなったら、骨転移を疑ってください。別の部位の「がん」や「転移」が疑われる症状も、「苦痛に強弱があれば、ほぼ老化現象」「一本調子で悪化したらがんや転移を疑う」というのが目安です。

またPSA＝前立腺特異抗原は正常な前立腺細胞がつくるので、PSA値の再上昇は「正常細胞でのPSA生産能力が回復しただけ」の可能性がある。「PSA発見」「PSA再発」を理由にした抗がん剤治療は拒否してください。ホルモン療法の効果もあやしい。たとえば「PSA発見がんの死亡率が、抗男性ホルモン薬のビカルタミドで下がる」と報告した論文では、死んでいるはずの多くの患者さんを追跡せず「生存」扱い。全く信用できません。

近藤先生の治療方針を実践してみて

●「医者に近づかず、長生きしてください！」。一番心に響いた。

近藤先生に「薬をすべてやめた方がいい」と言われて、半年で9→4種類に減らせました。降圧剤は3→2種類に。コレステロールを下げるスタチン錠は効果があやしいので勝手にやめました。ステロイド薬のプレドニゾロンは、主治医に頼んで徐々に減薬してやめると、糖尿病がなくなりました。ランマークと、男性ホルモンの抑制剤ゴナックスの注射も中止。前立腺がんの治療薬ザイティガは肝臓がやられるのか顔色が悪くなり、また高価なので主治医に訴えたら、副作用が穏やかで安価なビカルタミドに変更できました。医者の言いなりでは薬が増える一方で、最終的には抗がん剤しか勧められないことがよくわかりました。

近藤先生の言葉のひとつひとつに、ずっしりとした重みがありました。帰りがけにスタッフのかたが「医者に近づかず、長生きしてください！」と言ってくださって、実はその言葉が一番心に響きました。患者さんにいつも言ってらっしゃるんだろうなあと思い、「ほら、医者に近づかないようにだって」「近づくと命が縮むよ」と夫婦で改めて言い交わしました。

Profile
近藤 誠（こんどうまこと）

1948年10月24日 生まれ。2022年8月13日逝去。1973年慶應義塾大学医学部卒業後、同医学部放射線科に入局。79〜80年、アメリカへ留学。83年から同放射線科講師を務める。96年に刊行した『患者よ、がんと闘うな』（文藝春秋）で抗がん剤の副作用や、拡大手術などがん治療の問題を率直に指摘し、医療の常識を変える。2012年、第60回菊池寛賞を受賞。13年、東京・渋谷に「近藤誠がん研究所・セカンドオピニオン外来」を開設。14年、慶應義塾大学を定年退職。

慶應大学病院時代から40年以上、「どうしたら目の前の患者さんが、ラクに安全に長生きできるか」を一心に考え抜き、書籍は累計400万部超え。「近藤誠セカンドオピニオン外来」では2013年以来9年間で合計1万人以上の患者さんの相談に親身に対応し、多くのかたの生活の質を守ること、延命効果のある生き方を説くことに尽力した。「近藤誠がん研究所」公式サイト kondo-makoto.com

医師 近藤誠 がん・部位別

「余命宣告」をされても生き延びた！ 51人の証言

2023年11月21日 第1刷発行

編　集　近藤誠がん研究所・セカンドオピニオン外来
発行者　清田則子
発行所　株式会社講談社
〒112-8001 東京都文京区音羽2-12-21
販売 TEL03-5395-3606
業務 TEL03-5395-3615

KODANSHA

編　集　株式会社 講談社エディトリアル
代　表　堺 公江
〒112-0013 東京都文京区音羽1-17-18
護国寺SIAビル6F
編集部 TEL03-5319-2171
印刷所　半七写真印刷工業株式会社
製本所　大口製本印刷株式会社

N.D.C.594 463p 21cm ISBN978-4-06-533611-3